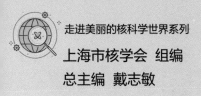

走进美丽的核科学世界系列

上海市核学会 组编

总主编 戴志敏

漫话
肿瘤放疗

焦玉新　任艳萍◎主编

吕　博　陈　迪　高洪波◎副主编

章　真　郑向鹏◎审校

U0295953

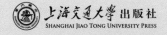

上海交通大学 出版社
SHANGHAI JIAO TONG UNIVERSITY PRESS

内容提要

本书为"走进美丽的核科学世界系列"之一。本书以科普的语言结合漫画形式为读者解读恶性肿瘤的主要治疗方法之一———放射治疗。主要内容包括放射治疗的基本原理、方法、过程，适合放射治疗的肿瘤类型，放射治疗与其他治疗的联系，放射治疗的毒副反应及处理，放射治疗的注意事项等。本书同时对常见肿瘤如鼻咽癌、喉癌、肺癌、食管癌、乳腺癌、胃肠道肿瘤、淋巴瘤等的放射治疗做了详细介绍。另外，为了增加科普的趣味性与直观性，特在附录中增加小视频二维码，读者可扫码观看。视频均由肿瘤放疗科专业医师录制完成。本书是核医学知识的科普读物，可供相关医技人员及希望了解放射治疗的普通民众阅读参考。

图书在版编目(CIP)数据

漫话肿瘤放疗/焦玉新,任艳萍主编;吕博,陈迪,高洪波副主编. —上海:上海交通大学出版社,2022.11
（走进美丽的核科学世界系列）
ISBN 978 - 7 - 313 - 27484 - 7

Ⅰ.①漫⋯ Ⅱ.①焦⋯②任⋯③吕⋯④陈⋯⑤高⋯ Ⅲ.①核医学-应用-肿瘤-放射疗法 Ⅳ.①R730.55

中国版本图书馆 CIP 数据核字(2022)第 175189 号

漫话肿瘤放疗
MANHUA ZHONGLIU FANGLIAO

主　　编：焦玉新　任艳萍		副 主 编：吕 博　陈 迪　高洪波	
出版发行：上海交通大学出版社		地　　址：上海市番禺路 951 号	
邮政编码：200030		电　　话：021 - 64071208	
印　　制：上海景条印刷有限公司		经　　销：全国新华书店	
开　　本：880mm×1230mm　1/32		印　　张：4.75	
字　　数：105 千字			
版　　次：2022 年 11 月第 1 版		印　　次：2022 年 11 月第 1 次印刷	
书　　号：ISBN 978 - 7 - 313 - 27484 - 7		音像书号：ISBN 978 - 7 - 88941 - 563 - 7	
定　　价：49.00 元			

走进美丽的核科学世界系列

总 序

  核科学的发展起源于物质放射性的发现。1896年法国物理学家贝可勒尔发现铀的天然放射性后，迅速引起了一大批科学家的极大兴趣，他们为揭示物质组成的奥秘而展开了一场空前的竞赛。

  居里夫妇系统地研究了当时已知的其他所有元素，发现铀与钍及其化合物都具有天然放射性，并发现了比铀放射性更强的元素钋与镭。他们于1898年发表了研究成果，证实了能够发射射线是放射性元素的特性。由于放射性的发现，居里夫妇与贝可勒尔分享了1903年的诺贝尔物理学奖。就在居里夫妇发现镭的当年（1897年），英国物理学家汤姆孙发现了电子，并因此获1906年的诺贝尔物理学奖。随后，汤姆孙的学生卢瑟福证实了由放射性衰变产生的α射线就是高速运动的氦原子核，为此获1908年的诺贝尔化学奖。1919年，卢瑟福利用人工核反应发现了质子，并预言了中子的存在，该预言于1932年为其学生查德威克所证实，查德威克因发现中子而获得了1935年的诺贝尔物理学奖。汤姆孙、卢瑟福、查德威克的发现揭示了原子核的存在，从此人类开启了对原子核结构性质与应用的研究。

  1938年，德国物理学家哈恩在实验中发现了铀原子核的裂变现象。随后，被誉为"原子弹之母"的莉泽·迈特纳在遭受纳粹迫害流亡他乡的路途中运用爱因斯坦的质能方程给出了核裂变实验及其释放巨大能量的解释。哈恩因发现核裂变获得了1944年的诺贝尔化学奖。1942年,意大利著名物理学家费米在美国芝加哥大学实现了人类历史上第一个核裂变链式反应,人类深入研究与利用核能的历史帷幕自此拉开。核能的发现首先被用于军事,第二次世界大战期间,德国的"纳粹核计划"催生了美国的"曼哈顿计划",最终核武器首先在美国研制成功。我国分别于1964年、1967年和1974年拥有了自己的原子弹、氢弹与核潜艇,由此拥有了战略核力量并建立了完整的核燃料循环体系。

从物质深层结构的探索到核技术的广泛研究应用,核科学在20世纪初开始蓬勃发展,成为20世纪人类最重大的创造之一。随着学科间的交叉融合,核科学技术在核物理、反应堆、加速器、核电子学、辐射工艺、核农学、核医学、核材料,以及环境、生物、考古、地质与国防安全等领域广泛应用,与人类的生存和发展息息相关。

核能是目前世界上清洁、高效、安全并可规模化应用的绿色能源之一,在人类开发新能源的征程中,核能对保障人类的生存发展和维护国家地位与安全发挥了重大作用。当下,核能应用水平已成为衡量综合国力的一项重要指标,也是当前各国解决能源不足问题和应对气候变化的重要战略。在确保安全的前提下,积极有序地发展核能对我国确保能源长期稳定供应及实现2060年碳中和目标尤为重要。核科学备受人们关注的另一个重要应用是面向人民生命健康的核医学。作为核裂变副产品的放射性同位素可以用来诊断和治疗肿瘤,以及心血管、甲状腺、骨关节和其他器官疾病;核标记免疫分析让病变无处遁形;基于粒子加速器的质子、重离子治疗可以有效杀死癌细胞而对正常细胞影响很小，是精准医学诊治领域不可或缺的工具；核技术还可破译中医药千年"密码"，为人类健康保驾护航。在农业上，辐射育种可获得优良品种；辐照保鲜不仅可以提高农产品与食品的质量，而且可以延长其储藏时间，成为食品的安全卫士。另外，辐射加工可以使各类材料改性从而获得优质性能；还可用于医疗器材消毒、环境污染物处理等，能极大地改善人们的生存环境。形形色色的粒子加速器则是各类辐射粒子源的"加工厂"，是研究核科学、发展核技术的重要手段。

然而，由于公众对核科学缺乏基本的认识，再加上一些误导和不恰当的宣传，"恐核"现象依然存在。因此，核科学知识亟待普及。

上海市核学会一直致力于核科学技术的传播与推广，组织编写和出版过一系列学术专著及科普丛书。在学术专著方面，近年来，原理事长杨福家先生作为总主编的"核能与核技术出版工程"已出版近30种图书，入选了"十二五"与"十三五"国家重点图书出版规划项目；其中，原理事长赵振堂先生主编的子系列"先进粒子加速器系列"是本丛书中的特色系列，得到了国家出版基金的支持；另外，丛书中部分英文版图书已输出至国际著名出版集团爱思唯尔与施普林格，在学术界与出版界都取得了良好的社会效益。在科普书方面，上海市核学会曾在20世纪80年代组织编写过一套核技术丛书，主编由时任上海市核学会理事长的张家骅先生担任，当时对普及与推动核技术应用起到了积极作用。40年过去了，核技术有了更多更新的发展，应用领域不断拓展，核科普宣传也应该顺应时代发展，及时更新知识。经与上海交通大学出版社多次讨论，上海市核学会决定启动新时代的核科普丛书"走进美丽的核科学世界系列"的编撰工作。本科普丛书的编写队伍由上海市核学会各专业分会学者、高级科普专家，以及全国核科学领域爱好科普宣传的优秀学者联合组成。丛书按不同主题划分为不同分册，分别介绍核科学的基础研究以及在各个领域的应用。丛书运用大众能接受的语言，并辅以漫画或直观图示，将趣味性、故事性、人文历史元素与具体科学研究的产生、发展和应用融合在一起，展现科学、思想方法的过程美，突出核科学技术的应用美。希望本丛书的出版能让大众真正认识和理解核科学，并且发现核科学的"美"，从而提高科学素养，走近核科学，受益于核科学，推动核科学更好地为人类服务。

戴志敏

2021 年 3 月

前　言

　　近年来,我国恶性肿瘤的发病率与病死率居高不下,严重危害了人类的生命安全。放射治疗作为恶性肿瘤的主要治疗方法之一,具有无切口、无疼痛、无须麻醉等特点,被誉为"隐形的手术刀"。据世界卫生组织(WHO)统计,大约70％的癌症患者在不同阶段需要接受放射治疗,45％的恶性肿瘤是可以治愈的,其临床地位举足轻重。然而,绝大多数的肿瘤患者,甚至非肿瘤专科医师,对放射治疗缺乏了解,容易"谈放射色变",从而产生抗拒心理,延误了疾病的最佳诊疗时机。自《"健康中国2030"规划纲要》提出之后,人们对健康知识的重视程度和了解需求越来越大,因此肿瘤放射治疗相关知识亟待普及。然而,目前肿瘤放疗科普领域存在伪科学信息泛滥、科普形式碎片化、科普内容过于专业化、目标人群覆盖率低等诸多不足。因此,现阶段国内需要一部系统性、全面化、通俗化、覆盖率广、更贴近普通百姓的放射治疗医学科普图书。本书撰写目的就是力争把科普知识送进千家万户,让放射治疗不再神秘,为实现"健康中国"的建设目标贡献力量。

　　本书面向普通社会民众及肿瘤患者和家属,以通俗易懂的语言、图文并茂的形式,围绕初识放疗、放疗过程、放疗效果与患者反应,以及放疗的具体应用四个主题展开,并对头颈部、胸部、腹盆腔肿瘤等 20 多种常见肿瘤的诊治专业知识,尤其是放射治疗的应用做了详细的介绍。本书内容清晰、通俗易懂,不仅可以作为专业科普书籍,供民众学习了解肿瘤的预防与治疗,还可用于指导肿瘤患者科学就医,使其更好地参与肿瘤的全程诊疗。

本书的顺利撰写得到了上海市科委科技创新行动计划科普专项项目(编号 21DZ2314000)的支持。

本书由焦玉新、任艳萍主持撰写,各章编写人员如下:第 1 章,吕博;第 2 章,焦玉新;第 3 章,高洪波;第 4 章,陈迪;第 5 章,焦玉新;第 6 章,焦玉新,高洪波;第 7 章,吕博。全书由章真、郑向鹏审定。

由于作者水平及时间所限,本书存在的不足与疏漏之处,敬请读者批评指正。

目　录

第 ① 章　初识放疗 ·· 001
　　放射治疗的概念及原理 ·· 002
　　放射治疗的应用范围 ··· 002
　　放射治疗的形式 ·· 003
　　放射治疗的五把"刀" ·· 005
　　不同的放疗技术 ·· 009
　　不同放射治疗方式的合理选择 ································· 011

第 ② 章　放疗过程 ·· 012
　　走进放疗科，会遇到哪些医务人员 ·························· 012
　　步步"精"心——放射治疗七步走 ··························· 013
　　放射治疗的疗程及常见治疗模式 ····························· 017
　　放疗与其他治疗方式的联合 ···································· 019

第 ③ 章　放疗效果与反应 ·· 021
　　放射治疗的疗效 ·· 021
　　放射治疗常见的毒副反应 ·· 022
　　放疗毒副反应出现的时间特点 ································· 025

正确认识放疗期间的不适 ⸺⸺⸺⸺⸺ 027

放射治疗的辐射特点 ⸺⸺⸺⸺⸺⸺ 028

放射治疗过程中生活注意事项 ⸺⸺⸺⸺ 028

放疗结束后的注意事项 ⸺⸺⸺⸺⸺⸺ 030

放疗的费用及住院要求:不会因病返贫 ⸺⸺ 031

第 4 章 放疗应用一:狙击头颈部肿瘤 ⸺⸺ 032

头颈部肿瘤放疗的共性问题 ⸺⸺⸺⸺⸺ 033

头颈部肿瘤患者接受放疗的注意事项 ⸺⸺⸺ 033

常见的头颈部肿瘤放疗的不良反应 ⸺⸺⸺⸺ 035

脑胶质瘤 ⸺⸺⸺⸺⸺⸺⸺⸺⸺⸺ 036

脑胶质瘤的发病原因 ⸺⸺⸺⸺⸺⸺⸺ 037

脑胶质瘤的临床症状 ⸺⸺⸺⸺⸺⸺⸺ 038

脑胶质瘤的检查方式 ⸺⸺⸺⸺⸺⸺⸺ 038

脑胶质瘤的放疗 ⸺⸺⸺⸺⸺⸺⸺⸺ 039

脑转移瘤 ⸺⸺⸺⸺⸺⸺⸺⸺⸺⸺ 041

脑转移瘤的发病原因 ⸺⸺⸺⸺⸺⸺⸺ 041

脑转移瘤的临床症状 ⸺⸺⸺⸺⸺⸺⸺ 043

脑转移瘤的检查方式 ⸺⸺⸺⸺⸺⸺⸺ 044

脑转移瘤的放疗 ⸺⸺⸺⸺⸺⸺⸺⸺ 044

鼻咽癌 ⸺⸺⸺⸺⸺⸺⸺⸺⸺⸺⸺ 046

鼻咽癌的发病原因 ⸺⸺⸺⸺⸺⸺⸺⸺ 046

鼻咽癌的临床症状 ⸺⸺⸺⸺⸺⸺⸺⸺ 047

鼻咽癌的检查方式 ⸺⸺⸺⸺⸺⸺⸺⸺ 048

鼻咽癌的放疗 ⸺⸺⸺⸺⸺⸺⸺⸺⸺ 049

漫话肿瘤放疗

喉癌 ————————————————————— 050

喉癌的发病原因 ——————————————— 051

喉癌的临床症状 ——————————————— 052

喉癌的检查方式 ——————————————— 053

喉癌的放疗 ————————————————— 054

第 5 章　放疗应用二：横扫胸部肿瘤 ————— 056

食管癌 ————————————————————— 056

食管癌的发病原因 —————————————— 057

食管癌的临床症状 —————————————— 058

食管癌的检查方式 —————————————— 059

食管癌的放疗 ———————————————— 060

原发性肺癌 —————————————————— 063

肺癌的发病原因 ——————————————— 064

肺癌的临床症状 ——————————————— 066

肺癌的检查方式 ——————————————— 067

肺癌的放疗 ————————————————— 068

乳腺癌 ————————————————————— 072

乳腺癌的发病原因 —————————————— 072

乳腺癌的临床症状 —————————————— 073

乳腺癌的检查方式 —————————————— 074

乳腺癌的放疗 ———————————————— 074

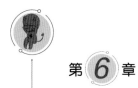

第 **6** 章　放疗应用三：歼灭腹盆腔肿瘤 ⸺⸺⸺⸺078

肝癌 ⸺⸺⸺⸺⸺⸺⸺⸺⸺⸺⸺078

肝癌的发病原因 ⸺⸺⸺⸺⸺⸺⸺079

肝癌的临床症状 ⸺⸺⸺⸺⸺⸺⸺080

肝癌的检查方式 ⸺⸺⸺⸺⸺⸺⸺081

肝癌的放疗 ⸺⸺⸺⸺⸺⸺⸺⸺⸺082

胰腺癌 ⸺⸺⸺⸺⸺⸺⸺⸺⸺⸺⸺085

胰腺癌的发病原因 ⸺⸺⸺⸺⸺⸺086

胰腺癌的临床症状 ⸺⸺⸺⸺⸺⸺087

胰腺癌的检查方式 ⸺⸺⸺⸺⸺⸺089

胰腺癌放疗 ⸺⸺⸺⸺⸺⸺⸺⸺⸺090

直肠癌 ⸺⸺⸺⸺⸺⸺⸺⸺⸺⸺⸺092

直肠癌的发病原因 ⸺⸺⸺⸺⸺⸺092

直肠癌的临床症状 ⸺⸺⸺⸺⸺⸺093

直肠癌的检查方法 ⸺⸺⸺⸺⸺⸺094

直肠癌的放疗 ⸺⸺⸺⸺⸺⸺⸺⸺096

宫颈癌 ⸺⸺⸺⸺⸺⸺⸺⸺⸺⸺⸺098

宫颈癌的发病原因 ⸺⸺⸺⸺⸺⸺099

宫颈癌的临床症状 ⸺⸺⸺⸺⸺⸺101

宫颈癌的检查方式 ⸺⸺⸺⸺⸺⸺101

宫颈癌的放疗 ⸺⸺⸺⸺⸺⸺⸺⸺103

子宫内膜癌 ⸺⸺⸺⸺⸺⸺⸺⸺⸺105

子宫内膜癌的发病原因 ⸺⸺⸺⸺106

子宫内膜癌的临床症状 ⸺⸺⸺⸺107

子宫内膜癌检查方式 ⸺⸺⸺⸺⸺108

漫话肿瘤放疗

子宫内膜癌的放疗 ················ 109

前列腺癌 ····················· 109

前列腺癌的发病原因 ··············· 110

前列腺癌的临床症状 ··············· 111

前列腺癌的检查方式 ··············· 112

前列腺癌的放疗 ················· 114

膀胱癌 ····················· 117

膀胱癌的发病原因 ··············· 117

膀胱癌的临床症状 ··············· 118

膀胱癌的检查方式 ··············· 119

膀胱癌的放疗 ·················· 120

第⑦章 放疗应用四：让肿瘤无处遁形 ········ 122

恶性淋巴瘤 ··················· 122

恶性淋巴瘤的发病原因 ············· 123

恶性淋巴瘤的临床症状 ············· 125

恶性淋巴瘤的检查方式 ············· 126

恶性淋巴瘤的放疗 ··············· 126

骨转移瘤 ···················· 129

骨转移瘤的发病原因 ·············· 130

骨转移瘤的临床症状 ·············· 131

骨转移的检查方式 ··············· 132

骨转移瘤的放疗 ················ 133

附录 科普小视频 ·················· 136

第 1 章

初识放疗

放射治疗与手术、化学治疗并列,是恶性肿瘤的三大治疗手段之一,被誉为"隐形的手术刀",治疗的目标是最大限度地杀灭肿瘤细胞,同时最大限度地保护邻近的正常组织和器官。1895年伦琴发现了 X 射线,这是非常具有里程碑意义的事件,奠定了放射治疗的基础。1899 年人类用射线治愈了第一个患者,开启了初级放射治疗的序章,历经五十多年的探索,到 20 世纪 50年代科学家发明了钴 - 60 放射治疗机和直线加速器等治疗设备,才算是真正意义上进入了常规放射治疗时代。后来随着影像计算机技术的快速进步,放射治疗技术出现了突飞猛进的发展,进入了精准放射治疗时代,包括适形放射治疗、调强放射治疗、图像引导放射治疗、立体定向放射治疗等。放射治疗在肿瘤治疗中的作用和地位日益突现,已成为治疗恶性肿瘤的重要手段。然而,我国放射治疗的普及率依然太低。到底什么是放射治疗呢? 放射治疗又是如何杀死肿瘤的呢? 本章将从以下几个方面逐一介绍。

放射治疗的概念及原理

　　放射治疗简称放疗,俗称"照光"。此处的"光",既非可见光,亦非激光,而是指高能量的放射线。在专科医师的操控下,射线就如同精确制导导弹一样,精准命中肿瘤所在位置,摧毁肿瘤细胞。另外,随着科技的进步,经过专业团队的设计,上述的射线可以形成与肿瘤完美"契合"的形状,在摧毁肿瘤的同时,达到保护正常组织的目的。

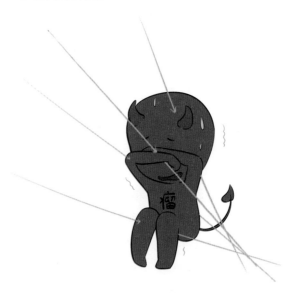

放射治疗的应用范围

　　约 70% 的恶性肿瘤患者在疾病发展的不同阶段需要接受放射治疗。对于患者来说,需要根据肿瘤的类型、疾病的分期和患者的身体状况等,综合考虑来决定是否需要放射治疗,以及放射治疗的目的与方式。下面这幅图列出了临床上较常见的需要放射治疗的恶性肿瘤。

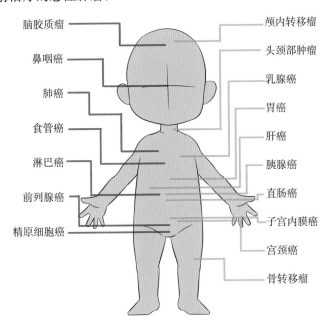

脑胶质瘤

鼻咽癌

肺癌

食管癌

淋巴癌

前列腺癌

精原细胞癌

颅内转移瘤

头颈部肿瘤

乳腺癌

胃癌

肝癌

胰腺癌

直肠癌

子宫内膜癌

宫颈癌

骨转移瘤

放射治疗并不仅仅适用于治疗恶性肿瘤,部分良性病变也可以进行放射治疗。临床常见的采用放射治疗的良性疾病包括侵袭性纤维瘤病、绒毛结节性滑膜炎等,可以预防其术后复发。此外,瘢痕增生的患者在瘢痕切除术后可进行预防性照射以降低再次发生瘢痕增生的概率。

放射治疗的形式

按照辐射源与人体的关系,放疗可以分为内放疗与外放疗。

外放疗是指辐射源在体外,射线经过人体体表进入体内到达需要治疗的区域。相对于内照射而言,外照射属于无创性治疗,需要遵循严格的治疗流程,包括患者摆位固定、医师确定治疗范围和剂量、物理剂量计算和治疗质量控制。接受外照射的患者在走出机房后,身上不带放射性,对周围人群及环境无影响。其缺点是疗程通常较长,根据不同病情,需要 2～6 周不等的时间。

内放疗也称近距离放射治疗。通过传输设备如针、导管或其他运输工具,将放射源直接放入肿瘤内部(粒子植入),或放入肿瘤邻近的人体管腔(气管、食管、阴道等)进行照射。内放疗所使用的放射源需要由医师以创伤性方式植入,操作具有一定复

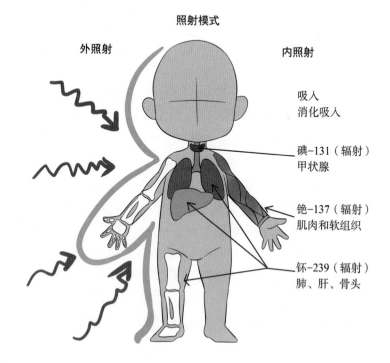

杂性。放射源植入后，短期内对于周围人群及环境有一定的放射污染。多数情况下，内照射仅作为外照射后的补充治疗使用，通常不单独应用。

 ## 放射治疗的五把"刀"

肿瘤放射治疗离不开放射治疗设备，最常见的放疗设备，当属医用直线加速器，几乎是各大医院放疗科的标准配置。所有的放疗理论，基本都是以加速器的数据为基础的。另外，我们还会听到各种"刀"：伽马刀、射波刀、速锋刀、TOMO刀（托姆刀）、质子刀等，很容易听得晕头转向。其实这些"刀"都属于放疗范畴，实际操作与手术刀并没有任何关系。它们通过放射线的电离辐射对细胞脱氧核糖核酸（DNA）造成损伤从而杀死肿瘤细胞，在肿瘤组织受到精准摧毁性打击的前提下，能最小化正常组织损伤，达到与手术类似的疗效，因此被形象地称为"刀"。那么这些"刀"如何进行治疗？原理是什么？都有哪些特点？适用于哪些患者？究竟该如何选择呢？下面一起来看看。

1）直线加速器（X刀）

直线加速器是放射治疗的最常用设备，外观呈L形。该设备利用高频电磁场将带电粒子加速后轰击其内部安装的金属靶，以产生高能的X射线。射线束经过准直和多级调制后由机器内引出，并对患者的特定病灶予以照射。直线加速器也可以产生电子束，实现电子束照射。直线加速器是目前应用最广的放疗设备，在剂量分布计算、放疗计划制订到治疗精确实施等各方面技术最为成熟且经验积累最丰富。最新的直线加速器都配有先进的影像引导设备，能够让医师在治疗的同时观察病灶，实

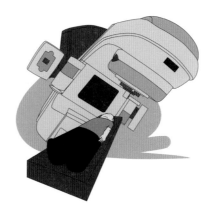

现精准"狙击"肿瘤的治疗效果，又称为"X刀"。速锋刀和X刀的原理是一样的，只是在原有加速器平台上加载了一些功能和附件，以此来满足临床日益增加的需求。X刀临床应用于颅内肿瘤、头颈部肿瘤、胸部肿瘤、腹腔肿瘤、盆腔肿瘤等。

2）伽马刀

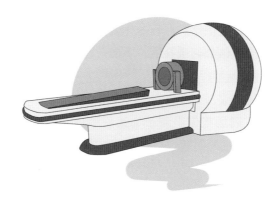

伽马刀的全称是伽马射线立体定向放射治疗系统，它并不是真正的手术刀，而是一种融合现代计算机技术、立体定向技术

和外科技术于一体的治疗性设备,在不同的角度和方向排布多个钴-60射线源,这些源发出的伽马射线聚焦于病灶,一次性、致死性地损伤靶区内的组织,而射线经过人体正常组织几乎无伤害,并且剂量锐减,因此其治疗照射范围与正常组织的界限非常明显,边缘如刀割一样,人们形象地称之为"伽马刀"。其主要用于颅内小肿瘤,如听神经瘤、垂体瘤、脑膜瘤、松果体肿瘤、淋巴瘤等,一些如三叉神经痛等功能性疾病也可考虑采用伽马刀治疗。

　　3)射波刀

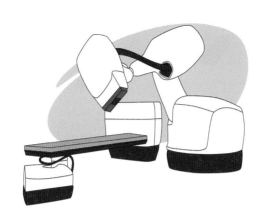

　　射波刀又称为立体定位射波手术平台、赛博刀、网络刀或电脑刀等,于20世纪90年代在斯坦福大学研发成功。它开创了"立体定向放射治疗"覆盖全身肿瘤的时代,兼备了精准、无创和高效的优点。射波刀使用一个安装于工业机器人臂上的直线加速器,通过六维可调的机械床,在实时图像的引导下完成治疗。这里的六维,包括人体上下、前后、左右的平移运动,左右、头脚、顺逆时针的旋转运动。射波刀应用的单臂机器人可以对靶区内的任意点实施照射,这种照射可以实现更佳的适形度,同时不会损害剂量分布的均匀性。此外,由于射波刀治疗时无须骨性固定,可以对脑部以外的肿瘤实施治疗。

4) TOMO刀(托姆刀)

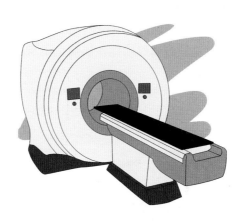

TOMO刀是将一台小型化直线加速器安装在螺旋计算机断层扫描(CT)设备上,运用高能X射线进行放射治疗,所以又称为螺旋断层放疗,正如其名称一样,设备外观与放射科所用的螺旋CT设备相似,将患者固定于治疗床上,可随治疗床连续移动,同时机架保持连续旋转,实现不间断地连续治疗。目前,螺旋断层放疗已用于治疗多个解剖部位的肿瘤。对于某些需要大范围照射的疾病(如全脑全脊髓照射)或全身照射,特别有优势。TOMO刀放疗是2003年正式进入临床的一种全新概念的放疗技术,被誉为迄今为止"肿瘤治疗的巅峰技术",具有照射位置与剂量双重高精准、一次可照射多个复杂病灶、综合治疗费用低等突出优势。

5）质子刀和重离子刀

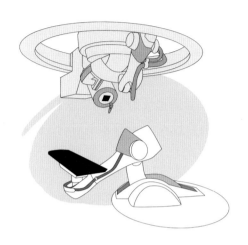

质子刀基本原理是利用加速器使粒子加速,当粒子速度接近光速的 70％时,射入靶区。射线在到达肿瘤病灶前,能量释放不多;而到达病灶的瞬间,释放大量能量,实现对肿瘤的"立体定向爆破"。与 X 射线和 γ 射线相比,粒子束对正常组织的不良影响更小,对肿瘤的杀伤作用更大。这里的粒子可分为氢离子(质子)和重离子(碳离子、氧离子和氦离子),利用氢离子的就是质子刀,利用重离子的就是重离子刀。粒子治疗适用于多种部位的肿瘤,凡是可以接受传统放疗(X 射线、γ 射线)的肿瘤,都适用质子刀和重离子刀。

🔬 不同的放疗技术

放疗技术主要包括适形放疗、调强放疗、四维放疗,以及立体定向放疗。

1）适形放疗

适形放疗就是射线高剂量区的分布形状与靶区形状相适配的放疗。适形放疗是放疗技术进步的一个里程碑，标志着放疗由二维"模糊"治疗时代向三维"精准"治疗时代的发展。

2）调强放疗

调强放疗即调强适形放射治疗（IMRT），是在适形照射基础上发展出来的放疗技术，在保证解剖形状匹配的前提下，实现照射剂量的均匀性。

3）四维放疗

患者在放疗实施过程中体位虽然能得到很好的固定，但是器官内部依然在"不停地运动"，四维放疗就是在三维技术基础上，再加上时间的概念，通过动态捕捉呼吸运动引起的器官移动来进行影像重建，指导放疗开展。

4）立体定向放疗

立体定向放疗即采取立体定向等中心技术把放射线聚集在病灶，实施一次或多次大剂量照射。因病灶与正常组织剂量界

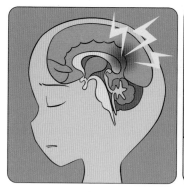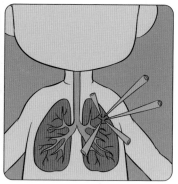

立体定向放疗在脑部与身体其他部位的应用

限分明，犹如外科手术刀切除病灶一样，这类技术所用装置如钴-60装置、直线加速器，因使用γ射线或X射线治疗，故有γ刀及X刀之称。

不同放射治疗方式的合理选择

无论是伽马刀、X刀、射波刀、速锋刀、TOMO刀，或是质子刀，都绝非"砍癌神刀"，我们需要正确地看待。一方面，放疗中的各种刀，都是放疗技术的革新和进步，是无数医务工作者和科学研究者不断改进、精益求精的努力成果，这些刀针对某些肿瘤患者确实有较好的局部控制的效果；另一方面，放疗中的各种刀均是其中的一种局部治疗手段，具体到实际的病例，光有一把刀或者两把刀其实是不够的，需要由专业的医师团队根据患者的具体病情，结合患者的实际情况来选择和制订最合适的治疗方式和方案，为患者争取最佳的治疗效果。当然，患者还需要考虑到治疗费用的因素。目前来看，单病种治疗，质子刀和重离子刀的治疗费用最高，直线加速器的治疗费用最低。

第 2 章

放疗过程

在临床工作中,尤其是放疗刚开始时,我们经常会碰到"晕头转向""找不着北"的患者或者家属,这大多是不了解放疗的流程造成的。放疗过程真的有这么繁琐吗?相信大家在第 1 章已经对放疗有了初步的认识,这一章我们来了解一下放疗具体实施的过程。

 走进放疗科,会遇到哪些医务人员

放射治疗是一个团队性工作。如同手术一样,手术需要医师、麻醉师和护士等的共同参与配合,而放射治疗的全过程需要由肿瘤放疗医师、放射物理师和治疗师所组成的团队紧密合作,才能实现治疗的安全、精准和可靠。下面一起了解下他们各自的职责吧。

医师: 肿瘤放疗医师全面负责患者的治疗,他们不但负责决定患者是否需要放疗,还需要制订患者的详细治疗方案(单纯放疗,或是放疗联合其他治疗等)、放疗中患者不良反应的观察及处理,以及放疗后患者的随访等。

物理师：医师的好搭档，根据医师的要求制订出可行的放疗方案，并验证放疗方案的安全性和可行性，此外还负责治疗设备的日常质量控制，确保治疗设备的稳定性和可靠性。

治疗师：负责治疗设备的操作，严格按照医师的要求和治疗方案为患者进行每日的治疗。

 ## 步步"精"心——放射治疗七步走

放疗前的过程比较精细，涉及不同人员的分工合作，大致可分为以下几个步骤。

（1）放疗门诊就诊：放疗前携带好既往的就医资料至放疗科门诊就诊，医师根据患者病情决定是否需要放疗。

（2）体位固定：由医师、物理师根据患者具体情况采取不同的体位固定措施，包括真空垫、热塑膜、乳腺托架、臂托、脚垫等。

（3）CT 模拟定位：模拟治疗条件，用 CT 扫描获得治疗用的图像。扫描结束后医师会在患者体表画线作为治疗体位的重要标志。

（4）靶区勾画：这一步最重要也最耗时，医师需要将照射的部位和需要保护的正常组织在 CT 图像上逐层勾画区分出来。

（5）放疗计划设计：医师勾画完靶区后，物理师需要用专门的电脑软件像设计建筑图纸一样，制订出个体化的放疗计划，相当于把医师的要求转化成一种可以被治疗设备执行的程序。

（6）放疗计划的评估、验证、批准：放疗前的最后一步工作，通俗讲就是评估第五步的计划质量怎么样，一个好的放疗计划需要既让肿瘤得到完整、高剂量的照射，又要照顾到周边正常组织不被牵连照射以减少不良反应的发生率。这一步通常由医师、物理师、治疗师共同完成。

（7）放疗计划实施：治疗师操作加速器执行放疗计划。

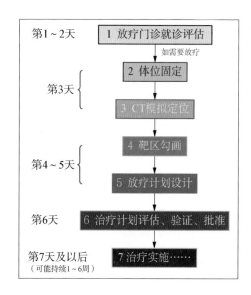

理想的计划需要反复多次调试，相当耗时耗力（一般需要数天，复杂的计划需要更久）。这个阶段，患者们所能做的就是等待，耐心、耐心、再耐心。但请坚信，慢工出细活，为了治疗更安全更有效，耐心等待总是值得的。上述七个步骤中，有以下两个方面需要特别关注，密切配合。

1）放射治疗的体位固定

每个患者都有自己专属的"个体化"模具，根据身体某个部位的轮廓进行"量身打造"。模具的作用是为了保证治疗过程中患者的舒适度和体位的固定，因为每次治疗都要重复这个体位并且在这个体位上保持静止至少数分钟甚至十来分钟，因此患者在制作模具时,一定要放轻松,找到自己感觉相对舒适的体位,再示意医师进行固定。针对不同的治疗部位,通常会采取不同的体位固定措施,包括真空垫、热塑膜、乳腺托架、脚垫等。

　　热塑膜是一种医用热塑性材料,这种材料遇 70℃热水会变软,将其覆盖在患者需要固定的部位,冷却后成型,就会与患者体表轮廓保持一致;真空塑形垫则是在不透气的帆布或尼龙材料里面填充小的泡沫颗粒,待患者摆好体位后,再通过抽出里面的空气进行塑形,固定住患者的体位。

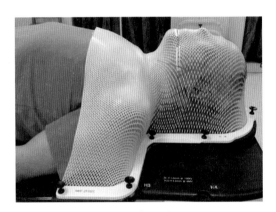

热塑膜面罩

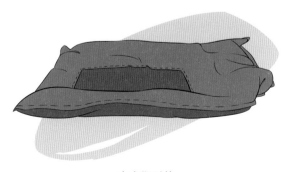

真空塑形垫

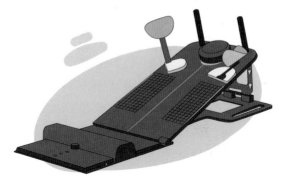

乳腺托架

2）失之毫厘，差之千里——不可忽视的体表标记线

放射治疗如同射击打靶，射击的准确性依赖于靶心的坐标位置。放射治疗模拟定位环节中，患者固定好体位后，医师会在患者皮肤上（或在定位器具上）用墨笔（黑色）画上十字线，在十字线的中心部位贴上铅点，作为初始的参考坐标进行后续的放疗计划制订。第一次治疗时或复位时，将采集到的复位影像和定位影像进行匹配，根据坐标偏移数据重新画十字线（红色）作为实际治疗坐标。后续的每次治疗均根据红色十字线进行患者的摆位。因此，标记线非常重要，在整个治疗过程中必须保持清晰；如果颜色变淡，应请医师补深。不建议患者自行勾画此标记线，以免勾画错误导致治疗失误；若特殊情况下来不及由医师勾画，可自行描深颜色，但切记在下一次治疗前告知医师或治疗人员。

讲到这里，相信大家对放疗的流程已经有了比较系统的认识，临床上也经常遇到患者问医师"我需要做几次放疗""我要不要住院""我生活中要注意点啥"……别着急，且等下面一一道来。

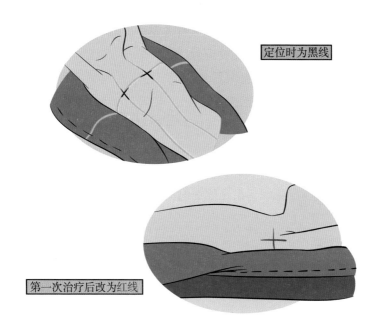

定位时为黑线

第一次治疗后改为红线

放疗的体表定位线

放射治疗的疗程及常见治疗模式

　　放射治疗（放疗）和化学治疗（化疗）都是抗肿瘤治疗的手段，化疗是以药物治疗为主，理论上只要身体能耐受，可以一直做。但是放疗与化疗不同，由于射线在照射肿瘤的同时也会对肿瘤周围的正常组织造成损伤，因此一般来讲，某一部位的放疗更像是"一锤子买卖"，换句话说同一个部位一般只做一个疗程放疗，二次放疗需要严密计算，谨慎进行。在照射过程中，恶性肿瘤和周围正常组织都发生了放射性损伤。同时，正常细胞和肿瘤细胞都有一定的损伤修复能力，正常细胞修复能力强于肿瘤细胞。第一次照射后,在正常细胞完成修复且肿瘤细胞还未完全修复时,再进行第二次照射,如此反复多次照射后,肿瘤受到的损伤明显比正常组织更多,从而达到治疗肿瘤的目的。

根据治疗目的和治疗方式的不同,放疗的疗程可能持续数天至数周,如前列腺癌和鼻咽癌的放疗可能需要 6 周甚至更长的时间,而骨转移的止痛治疗可以在 1~2 周内完成。常规外放射治疗每周治疗 5 次,即周一到周五每天进行,周六和周日休息,以便给正常组织留出足够的时间来修复。每次治疗的时间仅为几分钟。对于某些特殊治疗技术,如大剂量的体部立体定向放射治疗(SBRT)、立体定向放射外科(SRS)或后装治疗,或在特殊设备上进行的治疗(如螺旋断层治疗或质子刀和重离子刀等),每次治疗的时间可能会较长。对于每个患者,放疗医师都会根据病情特点进行个体化的疗程设计。因此,对于同样的疾病,不同患者的放疗方案可能会有差异。

常见的放疗分割模式图

	一二三四五	一二三四五	一二三四五	一二三四五
常规放疗 60 Gy/30次,每周5次				
加速放疗 60 Gy/30次,每周6次				
超分割放疗 45 Gy/30次,每天2次				
加速 超分割放疗 1.1~1.2 Gy,总剂量60~70 Gy,每天3次				
SBRT/SABR 低分割放疗 60 Gy/5~10 次;48 Gy/4次				

漫话肿瘤放疗

放疗与其他治疗方式的联合

恶性肿瘤常见治疗手段有手术、放疗、化疗、靶向治疗、免疫治疗等,每种治疗方式都有其优点也有其局限性。由于恶性肿瘤具有特殊的生物学特性,因此目前肿瘤的治疗需要多种手段参与的综合性治疗。下面就来看一下放疗是如何与其他治疗方式联合应用的。

(1) 联合手术:根据放疗与手术的先后顺序,可以分为术前、术中、术后放疗。术前放疗,顾名思义,就是在手术前进行放疗。有些肿瘤一开始长得比较大,或者与正常组织关系比较紧密,不容易手术切除,术前放疗的作用就是缩小肿瘤体积,为手术创造条件,提高手术的切除率,并且减少癌细胞进入血管内的机会。术中放疗指的是在切除了大块肿瘤后,对手术区域和周边的淋巴引流区域照射,此方法的优点是能在直视下将重要脏器移出放射野外而使其得到保护,同时使肿瘤靶区能得到高剂量的照射。对于有些肿瘤患者,手术并不能将肿瘤完整切除,或者虽然完整切除但是由于肿瘤本身的生物学特征,容易术后复发,那么这些情况就需要术后放疗的参与了,目的是消除残留病灶,延缓复发与转移。不同类型肿瘤的术后放疗时机稍有不同,应根据医师建议的时机,在身体健康允许的情况下尽早进行。

(2) 联合化疗:放疗和化疗联合治疗就是利用放疗治疗直接打击肿瘤的病灶部位,而利用化疗对患者体内的癌细胞进行消灭,两者同时应用既可控制局部肿瘤又能消灭放射野外其他部位的瘤灶;另外,某些化疗药物可提高肿瘤对放射线的敏感性,达到"$1+1>2$"的效果。

（3）其他手段联合治疗：近年来出现了一些新的治疗手段，如靶向治疗和免疫治疗等。放疗和靶向治疗、免疫治疗的作用机理不同，从理论上说，联合应用应该有益处，但是不能忽略联合应用的毒性问题。不合理的应用，不但起不到"1＋1＞2"的效果，反而可能造成"1＋1＜2"的不良后果。因此，一定要寻求专科医师的帮助，合理应用。

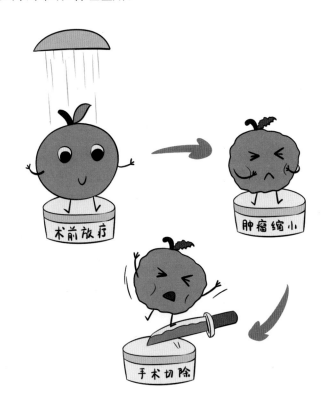

第 3 章

放疗效果与反应

通过前面两章,我们已经了解了什么是放疗,以及放疗的实施过程。在工作过程中,经常见到一些患者及家属,他们通常认为放疗只用于晚期患者,属于姑息性治疗手段;同时,放疗有很大的不良反应,如疲劳、食欲不振、呕吐、皮肤溃烂,让人心有余悸,因此有些人选择"宁愿等死,也不遭罪";放疗后会产生很严重的辐射,甚至对家人都会有影响……这些其实都是一些片面的看法。那么放疗效果到底怎么样呢?有哪些不良反应?患者需要注意哪些方面?下面就围绕这个话题——展开介绍。

放射治疗的疗效

患者在确诊恶性肿瘤后,通常首选手术,认为"切除的肿瘤可以治愈,但如果选择放疗,就意味着没有治愈的机会"。事实上,放射治疗作为肿瘤治疗的三大手段之一,可以贯穿肿瘤治疗的全过程。世界卫生组织(WHO)发布的报告显示,大约70%的癌症患者在治疗癌症的过程中需要用放射治疗,约有40%的癌症可以通过放疗根治。因此,放疗作为肿瘤治疗的"三驾马车"(手术、化疗、放疗)之一,其重要地位是毋庸置疑的。

在临床上,放疗可以分为三大类,根治性放疗是通过放疗使肿瘤完全消除达到根治的目的。例如一些对放射线高度敏感的肿瘤,像鼻咽癌、生殖细胞瘤等,单纯放疗即可治愈。对于一些高龄、有较多合并症无法耐受手术的患者,放疗也可以作为局部治疗的首选。辅助性放疗是一种与手术结合,提高手术疗效的治疗手段。最为常见的是术后放疗,我们通常对术后常见的复发区域进行预防性照射,以达到减少术后复发的目的。姑息性放疗是指对于晚期肿瘤以缓解症状为目的的治疗手段。例如骨转移患者,通常伴有明显的疼痛症状,严重影响生活质量,放射治疗对骨痛症状的缓解率可以达到 80% 以上,并可以减少脊髓压迫、病理性骨折等严重不良事件的发生。

放疗的疗效评估依赖多方面的手段。首先,放疗的疗效多数不是即时的,不像手术,术后立即可见病灶的消失。放疗后需要一定的时间待病灶自行退缩才能反映出真实疗效,因此对放疗的患者并不建议放疗结束立即评估疗效,一般需要等到放疗结束后 1 个月进行评估。其次,对于术后放疗的患者,放疗的作用更多体现在降低复发风险,对于这些患者的评估则更为复杂,需要更长时间的随访。

放射治疗常见的毒副反应

如前所述,放疗是利用放射线杀灭肿瘤,这种高能的放射线看不见、摸不着,在杀灭肿瘤细胞的同时,对照射范围内的正常细胞也有损伤,接受放疗的患者可能会出现一些与治疗相关的不良反应,但多数较轻微,通过适当的处理,或是随着放疗的结束,这些不良反应通常都可以得到控制和缓解。切记,治疗期间如有不适务必告知主管医师,千万不要自作主张,不适当的处理可能会加重毒副反应,影响治疗。这里简单介绍一下放疗后可能出现的一些不良反应。

（1）劳累感:患者在治疗过程中可能会感到不同程度的乏力或疲倦,个体差异较大,与肿瘤病情和综合治疗有关。引起乏力的原因很多,常见的有贫血、感染、焦虑、活动不足、药物作用等,以及每日往返的交通劳累等。此时,患者需要多休息,增加营养补给。

（2）皮肤反应:放疗所致皮肤反应仅发生在与肿瘤邻近的区域,主要见于鼻咽癌、乳腺癌、皮肤癌等,皮肤的反应类似于太阳晒伤的表现。常见的症状包括发红、瘙痒、脱皮、水泡、溃疡、红肿反应等,通常在放疗开始的数周后才出现,治疗结束后,部分反应会很快消失,部分反应可能会存在较长时间,经及时处理后大多会好转,切记不要乱涂化妆品或者护肤品,以免加重病情。

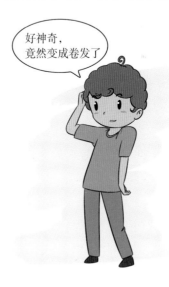

好神奇,竟然变成卷发了

（3）脱发:放疗所致脱发仅发生在进行头部照射时,如脑转移瘤、脑胶质瘤等的放疗,而且通常仅脱落部分头发,与化疗所致全脱发不同。通常在放疗后的 2～3 周开始出现脱发,至脱发结束约一周时间。治疗结束后的 3～6 个月内,头发会恢复生长。新生的头发与之前可能会有不同。

（4）口腔反应：多见于头颈部肿瘤治疗，比如鼻咽癌、口咽癌、舌癌、上颌窦癌等，主要是由射线对口腔黏膜的损伤造成的，就像平时被热水烫伤一样。常见的口腔反应包括口腔溃疡、口干、味觉改变或缺失、龋齿、牙周炎、牙龈炎、张口受限、下颌骨疼痛、唾液稠厚等，严重者可能因为疼痛影响进食。很多反应在放疗结束后会很快缓解消失，如口腔溃疡疼痛等；部分反应则可能需要很长时间（数月或数年）才会改善，如味觉改变等；而口干等小部分症状甚至可能长期存在。这部分患者口腔卫生的护理尤为重要。

（5）吞咽困难：多见于肺癌、食管癌、胸腺肿瘤等，主要与射线对食管黏膜的损伤有关，通常出现在放疗开始后的 2～3 周，放疗结束 4～6 周后症状多缓解。其间，患者一定要寻求主管医师的帮助，不可自作主张。

（6）恶心、呕吐：通常出现在当日放疗结束后 30 分钟到数小时内，单纯放疗引起的恶心呕吐并不多见，合并化疗时多见，个人差异比较大。相关的肿瘤包括胃癌、肝癌、胰腺癌、后腹膜淋巴结转移、脑内肿瘤等，此时应寻求医师的帮助，及时处理。

（7）腹泻：如果照光部位靠近胃肠道，尤其是直肠癌、宫颈癌、子宫内膜癌、前列腺癌等，肠道等受刺激后可能会出现大便次数增多，甚至是腹泻的症状，个体差异较大，经及时处理大部分都能缓解。

（8）尿频、尿痛：多见于直肠癌、前列腺癌、膀胱癌、宫颈癌等，主要由射线对尿路上皮的损伤引起，通常出现在放疗开始后的 3～5 周，放疗结束 2～8 周后症状多有缓解。

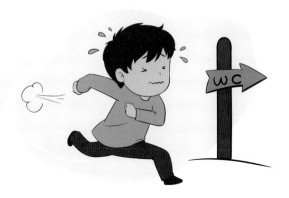

 放疗毒副反应出现的时间特点

放疗的毒副反应都是由射线对正常组织的损伤造成的，但由于不同的组织对射线的敏感程度不同（就如同有的人对阳光敏感而容易晒伤，而有的人不容易晒伤），因此不良反应出现的时间也就不一样。有的人放疗刚开始时不会出现放疗所致的不良反应，但随着放疗的继续进行，正常组织细胞的损伤程度会增加，这时会出现相应正常组织损伤的表现，这种现象叫放疗的"早期反应"，如放射性皮肤损伤，这些损伤一般会在放疗的过程中出现，放疗结束后会慢慢缓解，恢复正常。有一些反应发生于放疗结束后的几个月甚至几年，称为"晚期反应"，如放射性脑损伤、肺纤维化、肌肉纤维化等，目前随着治疗技术的进步，这部分损伤大多会尽可能地降到最低。

总体上放疗过程非常安全，无须使用特殊的药物，但具体到不同的患者可能有所不同。对于那些可能出现急性反应的患者需要使用适当的药物预防或减轻放疗过程中引起的皮肤反应或其他相应部位产生的症状，下面是几种常见药物处理：

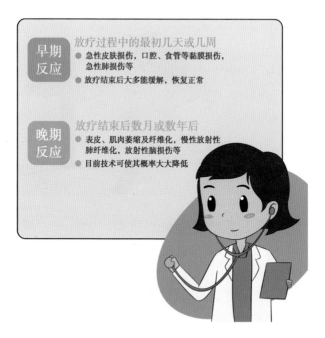

早期反应	放疗过程中的最初几天或几周
	● 急性皮肤损伤，口腔、食管等黏膜损伤，急性肺损伤等
	● 放疗结束后大多能缓解，恢复正常

晚期反应	放疗结束后数月或数年后
	● 表皮、肌肉萎缩及纤维化，慢性放射性肺纤维化，放射性脑损伤等
	● 目前技术可使其概率大大降低

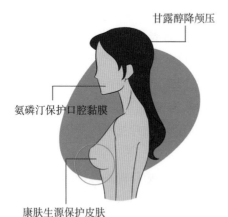

甘露醇降颅压

氨磷汀保护口腔黏膜

康肤生源保护皮肤

（1）颅内肿瘤患者可能需要甘露醇脱水以控制水肿，降低颅内压；

（2）鼻咽癌及其他口腔区域肿瘤患者需要静脉使用氨磷汀（阿米福汀）以保护口腔黏膜；

（3）乳腺癌患者需要使用皮肤保护剂，如比亚芬或康肤生源等。

其他的措施可以参

看后文具体肿瘤部分。

 ## 正确认识放疗期间的不适

　　放射治疗是通过射线杀伤肿瘤细胞后使肿瘤缩小、吸收，从而达到治疗疾病和症状改善的目的。但肿瘤的缩小和吸收需要一定的时间才能体现出来，在某些肿瘤放疗过程中，有些患者会出现症状加重的现象。这是由于放疗过程中肿瘤细胞被杀伤的同时，肿瘤组织内的血管也会出现损伤，导致肿瘤组织的充血水

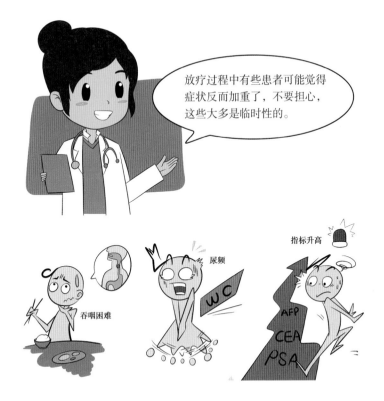

放疗过程中有些患者可能觉得症状反而加重了，不要担心，这些大多是临时性的。

吞咽困难

尿频

WC

指标升高

AFP

CEA

PSA

肿,使得肿瘤的体积反而较治疗前增大,从而导致症状出现一过性的加重,包括某些肿瘤标志物指标也会一过性升高。这是放疗过程中的正常现象,随着治疗的进行,以及肿瘤实质成分的缩小和水肿的减轻,症状会慢慢减轻,肿瘤标志物指标也会逐渐回落。这种情况常见于存在梗阻性症状的肿瘤,如食管癌、前列腺癌和有神经压迫症状的脊柱转移肿瘤。此时,要放松心情,不必担心,继续加油努力。

放射治疗的辐射特点

有些患者在接受放疗后,回家不敢接触家里的孩子,认为自己身上有辐射,会对周围的人造成伤害,这其实是将放射治疗与放射性同位素或放射性粒子治疗混淆了。如前所述,外放疗的进行如同 CT 扫描,患者仅在治疗机房内接受放射线照射,射线由机器产生,并不会导致患者自身产生放射性。因此,放疗后患者体内不存在任何放射源和放射性物质,接受外照射放疗后亦无须与孕妇或小孩隔离。接受同位素诊疗和放射性粒子治疗的患者则不同,由于静脉注射了放射性同位素,或者肿瘤内植入了放射性粒子,这些患者自身带有一定量的放射性,需要采取一定的防护或者隔离措施。

放射治疗过程中生活注意事项

临床上会碰到两种患者极端情况:一种是谨小慎微,什么都不敢做,生怕有什么影响;而另一种则不管不顾,我行我素。其实,这两种做法都是不可取的,正确的做法是在整个治疗过程中,尽可能保持正常的生活,积极配合医护人员,下面的小贴士也许会对患者有所帮助。

(1) 穿着方面:为了保证治疗位置的准确性,放疗时最好只留一件贴身衣物,因此放疗期间尽量穿着易于穿脱的衣服。头颈部的放疗要避免穿着有领的衣服,以减少颈部摩擦。乳腺放疗患者,贴身衣物以纯棉材质为优,尽量不要戴文胸。

(2) 饮食方面:针对肿瘤患者的饮食,网络上有不少传言,在临床工作中也能碰到不少患者持有此种观点,如"发物"不能吃、吃素能"饿死"癌细胞、吃糖会让肿瘤疯长等,更有各种各样听似神奇的"民间偏方",各种"大补汤"。这些都是不可取的。其实放疗对患者的饮食无特殊要求,治疗过程中基本上坚持"三高一低"的原则:"三高"即高维生素、高蛋白、高热量(如瘦肉、海产品、新鲜水果、蔬菜等);"一低"即低脂肪。进食要以清淡易消化食物为主,避免刺激性食物(过冷过烫、烟酒、酸辣、腌制、熏烤、油炸等)。很多传言认为,鸡肉、鸭肉、羊肉、牛肉、海鲜属于"发物",会诱发肿瘤或是引起肿瘤复发,这是没有科学依据的。若食用某种食物后出现过敏等不适,后续就不应食用,如果没有过敏,则不应对"发物"太过忌讳,否则片面进行不必要的忌口,反而对患者肿瘤治疗和身体恢复不利。另外,需要警惕一些打着利于治疗旗号的产品,包括不知名的补品、保健品,以及各类民间秘方和偏方等,这些产品不仅不利于肿瘤治疗,反而可能带来不良反应,得不偿失。

(3) 作息及习惯方面:放疗前和放疗中应戒烟、忌酒、谨防感冒、保护皮肤、避免感染。治疗期间应当避免劳累,作息时间要规律。

(4) 个人卫生方面:头颈部放疗患者须注意清洁口腔,如有

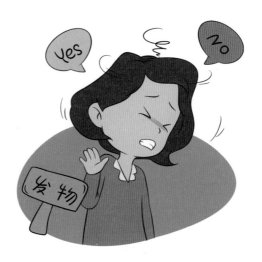

龋齿、齿槽脓肿、牙周炎等情况,应治疗后再进行放疗;养成经常漱口刷牙的习惯,每次饭后用软毛牙刷清洗牙齿。

(5)心态及情绪方面:常规外放疗患者只需要根据技师的安排躺于治疗床上即可,整个治疗中无任何不适或疼痛感觉。整个放疗期间应保持心情放松,无须恐惧。

放疗结束后的注意事项

所有的恶性肿瘤都有复发和转移的可能,而目前任何一种治疗方法都不能从根本上消除这种可能,只是减少复发和转移的概率。对于某些肿瘤,放疗结束后可能还需要接受其他治疗。另外,射线不但能杀伤肿瘤,对正常组织同样也有杀伤作用,而一部分对正常组织的损伤在放射治疗结束后才逐渐表现出来。因此,切记不要以为放射治疗结束了就万事大吉了,应严格遵照医师的嘱咐,在放射治疗后按医嘱定期复查。一般来说,在放疗结束后的第一、三、六个月进行复查，以后每半年或一年复查一次。

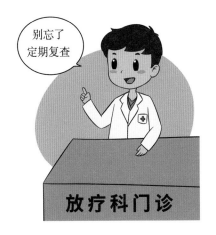

 ## 放疗的费用及住院要求：不会因病返贫

大多数的患者都不需要住院，每天可按预约的时间前来放疗科治疗室接受治疗。只有部分患者由于病情或治疗的需要，可能需要住院治疗或观察。与化疗类似，以直线加速器为主的肿瘤放疗属大病医保范畴。对于医保患者，视患者情况，个人自负的费用百分比为 8％～15％。以接受 30 次直线加速器放疗为例，全部的放疗费用为 4 万～5 万元，报销后个人支付不到 1 万元。

第 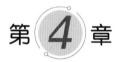 章

放疗应用一：狙击头颈部肿瘤

　　根据解剖部位的不同，肿瘤通常分成很多类型，比如肺癌、肝癌等，不同部位的肿瘤又有多种病理亚型和分子亚型，因此可以说是相当复杂。然而，有一类癌症的命名极为特别，我们将其统称为头颈部肿瘤。有 80％ 左右的头颈部恶性肿瘤患者会接受放射治疗。随着放射治疗设备的不断更新，放射技术的不断改进，放疗与手术、化疗、生物治疗等各种治疗方法的有机结合，使头颈部肿瘤的放射治疗效果在近年来有了明显的提高。从专业角度进行分类，头颈部肿瘤包括耳鼻喉科肿瘤、口腔颌面部肿瘤和颈部肿瘤三大部分，有时中枢神经系统（可笼统地理解为"脑"）的肿瘤也包括在内。这些部位发生的肿瘤类型繁多，病理类型也比较复杂，大家可能对这一癌种较为陌生。为了使读者更容易理解与接受，在本章中，我们简单地将头颈部肿瘤拆分为头部与颈部的肿瘤，挑选了临床中常见的、具有代表性的肿瘤进行讲解，主要包括脑胶质瘤、脑转移瘤、鼻咽癌、喉癌。每部分按照病因、临床表现、检查方式、放疗如何应用的顺序，以图文的形式向大家逐一介绍，希望读者能从中受益。

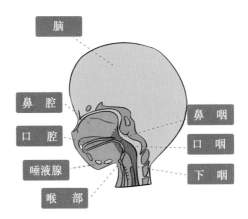

| 脑 |
| 鼻 腔 |
| 口 腔 |
| 唾液腺 |
| 喉 部 |
| 鼻 咽 |
| 口 咽 |
| 下 咽 |

 头颈部肿瘤放疗的共性问题

　　头颈部肿瘤发生率约占全身肿瘤发生率的 20％，大部分在治疗过程的不同时期需接受放疗。放射线在杀伤肿瘤细胞的同时，也会对肿瘤周围正常组织造成一定损伤。虽然放疗的范围会因肿瘤的类型、分期而不同，但由于头颈部肿瘤解剖部位邻近，靶区范围通常比较相近，因此也就有一些共性问题，比如放疗过程中的注意事项，以及放疗的不良反应等。下面我们就针对共性问题给大家介绍一下，具体到某种肿瘤，此部分内容不再进行具体阐述。

头颈部肿瘤患者接受放疗的注意事项

　　头颈部肿瘤患者接受放疗时需要注意以下事项。

　　（1）改变不良习惯：吸烟饮酒均会加重口腔黏膜损伤、口干等不适症状，因此放疗前患者应自觉戒烟戒酒，摒弃咀嚼槟榔等不良习惯,这可减轻放疗过程中射线所致的正常组织损伤,如口腔溃疡、咽喉疼痛等。

（2）全面口腔检查：若放疗范围包括口腔,放疗前应请口腔科医师全面检查口腔状况,必要时拔除残留牙齿断根、修补龋齿等。接受拔牙等口腔手术者,至少在术后2周后方可考虑放疗。如患者戴有金属牙托或假牙,放疗前应取下。

（3）皮肤保护"六免"：头颈部肿瘤尤其是颈部淋巴结区域的放疗,不可避免地会对皮肤造成损伤,所以一定要做到以下"六免"。①衣物应宽松、柔软,避免高领衣物,以减少对局部皮肤的摩擦等刺激；②避免日光直接照射放射区皮肤；③头部肿瘤患者应避免理发,以减少对头皮的损伤；④避免在照射野内粘贴胶布,以及涂抹酒精、碘酒等刺激性药物和化妆品；⑤应保持照射区皮肤清洁干燥,避免用肥皂等碱性物质清洗；⑥有刺痒感时,应用手掌或手指轻轻拍打局部皮肤,避免用手挠抓。

（4）其他：头颈部肿瘤患者放疗前应尽量取下所有头部佩戴的物品,包括假牙等。鼻咽癌患者放疗过程中要注意张口、闭口练习,防止咀嚼肌及周围组织的纤维化；若放疗范围包括口腔,应注意保持口腔卫生,清洁时换用细软毛牙刷；喉癌或下咽癌等行气管切开术的患者若使用金属套管,放疗前应更换塑料

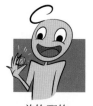

首饰配饰

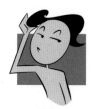

假发

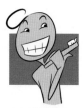

口腔护理

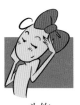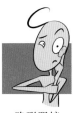

| 头饰 | 电子设备 | 隐形眼镜 |

套管,以免加重患者放疗的不良反应;在放疗期间,应保持生活规律,增强体质。

常见的头颈部肿瘤放疗的不良反应

鉴于头颈部区域解剖结构的复杂性及黏膜面积的广泛性,放疗所诱发的不良反应很常见,甚至难以避免。原则上都以预防为主,如果已经发生,则应及早治疗,防止症状加重而影响放疗进程,常见的不良反应如下。

(1)照射区域头发脱落:属于正常现象,常见于脑瘤、脑转移瘤等,脱发的范围通常仅局限于射线覆盖的区域,放疗结束后可以很快长出新的头发。

(2)皮肤改变:就像被阳光晒伤一样,早期表现为颈部皮肤泛红,可伴有瘙痒感,慢慢地颜色逐渐加深,一般能在放疗结束后1~2个月内缓解,严重者可出现脱屑、皮损,此时必须及时寻求主管医师的帮助,及时治疗。注意避免太阳直接照射和机械性、化学性刺激,不要用毛巾擦、肥皂洗,不要与粗糙的衣服摩擦。

(3)面部、颈部皮肤肿胀:这是放疗导致淋巴回流不畅而引起的,放疗结束后会逐渐恢复正常。

（4）口腔及咽喉部黏膜反应：由射线对黏膜的损伤引起，主要表现为喉咙疼痛、痰多、溃疡等，严重者会影响进食，可能要持续 1～2 个月才能有所缓解，放疗期间一定注意加强口腔卫生的护理，勤漱口，如有不适症状，应尽快向主管医师反馈，以便及时处理。

（5）口干：因为唾液腺受到损伤，唾液分泌明显减少，需要自己多饮水，每天饮水量在 2 000 毫升以上，这种损伤的恢复耗时较长，且因人而异。

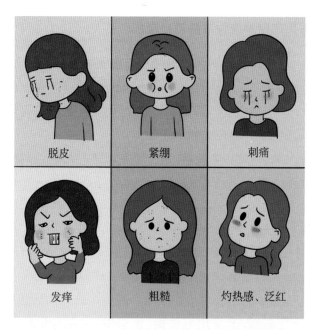

 脑胶质瘤

脑胶质瘤是成年人最常见的原发恶性脑肿瘤，每年新发病例为(4~10)人/10 万,并且具有高复发率、高致残率、高病死率的特征,5 年病死率仅次于胰腺癌和肺癌,给患者及其家庭乃至社会造成了沉重的负担。尽管国内外研究对脑科学的重视程度日益提升,但绝大多数人对包括脑胶质瘤在内的脑疾病缺乏基本的认识和了解。那么,脑胶质瘤的形成与什么因素有关? 有哪些表现? 如何早期发现? 怎么治疗? 放疗在对于脑胶质瘤的治疗中占有什么样的地位? 下面就带大家揭开谜底。

脑胶质瘤的发病原因

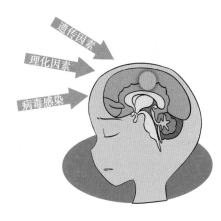

脑胶质瘤的病因尚不十分清楚。目前认为,主要与遗传因素、理化因素及病毒感染有关。

(1)遗传因素:颅内残留的胚胎原始细胞及其异位生长均可能是脑胶质瘤形成的重要原因。另外,Ⅰ型神经纤维瘤病和结核性硬化疾病等容易引发脑胶质瘤。因此这类患者脑胶质瘤的发生概率要比普通人群高很多。

(2)理化因素:有研究表明电磁辐射可能与脑胶质瘤的发病相关,例如手机的长期使用,但尚缺乏足够证据。

(3)病毒感染:在动物实验中发现,多种病毒尤其是巨噬细胞病毒均可致脑胶质瘤的发生和发展。

脑胶质瘤的临床症状

大脑是人体的司令部,一切指令均由其发出,健康情况下,大脑的多个功能区各司其职,但当大脑内有肿瘤发生时,功能区被肿瘤占据,就会出现对应的神经功能缺失症状,不同的部位、大小、恶性程度的脑胶质瘤的临床症状也存在差异。脑胶质瘤大多发病缓慢,自出现症状到就诊一般为数周到数月时间,少数可达数年,也有部分患者因体检发现,一直无症状。常见的脑胶质瘤症状包括头疼、呕吐、视力障碍、头晕、癫痫发作、精神意识障碍、语言障碍,以及其他相关的感觉或运动异常等。

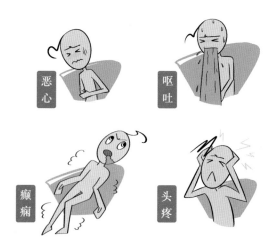

恶心　　呕吐

癫痫　　头疼

脑胶质瘤的检查方式

影像学检查是诊断脑胶质瘤的主要手段。根据《脑胶质瘤诊疗规范(2018年版)》,强烈推荐脑胶质瘤的影像学筛查以磁共振（MRI）检查为主、CT 检查为辅。MRI 检查不仅可鉴别脑胶质瘤与部分非肿瘤病变，而且有助于明确脑胶质瘤的侵犯范围，有利于判断脑胶质瘤的切除程度，此检查方式无辐射，但是应注意一些金属植入物，比如心脏支架、钢钉等，检查前一定要如实告知医师。检查完毕，医师对颅内肿瘤就会有一个基本的判断，包括位置、大小和性质，是不是肿瘤，是哪一种肿瘤，是良性的还是恶性的。但是，需要说明的是，无论影像学检查结果多么像肿瘤，病理学诊断才是明确肿瘤的最终依据。

脑胶质瘤的放疗

发现了脑胶质瘤，相信绝大多数的患者及家属首先想到的是手术切除，这的确是首选的治疗方式，那么除了手术切除还有其他有效的治疗手段吗？答案是肯定的。由于人脑结构非常复杂，每个区域都有其对应的功能，并不是所有的肿瘤都能经手术切除，或者虽然能进行手术但是不能将肿瘤完全切除，还有一部分患者肿瘤的恶性程度很高，尽管能够完整切除但是术后复发风险依然很大，对于这些患者，放疗发挥了非常重要的作用。对于不能够完全切除的脑胶质瘤患者，术后放疗可将 5 年的无复发生存率从 19% 提高至 46%；恶性程度比较高的脑胶质瘤（Ⅲ、Ⅳ级）往往生长速度快，浸润广泛，病情迅速恶化，此类肿瘤若单纯手术，复发率比较高，术后辅以放化疗，可明显提高患者的存活率和生活质量。

总而言之，放射治疗是脑胶质瘤治疗的重要手段，有些患者可能需要放射治疗和其他治疗手段配合进行综合治疗。具体采用哪种治疗手段，还是要以专业的神经外科医师、放疗科医师和肿瘤内科医师的意见为主，从而能采取最为合理的治疗方式。

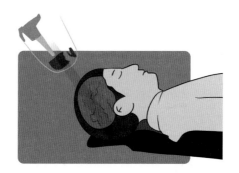

　　如果需要放疗，那么患者需要做哪些准备工作呢？对于脑胶质瘤的放疗，主管医师会在放疗前仔细研究患者的所有影像资料，包括术前和术后的影像资料、手术记录、术后病理，然后根据患者个体情况制订放疗方案，所以初次就诊时切记一定要带好上述资料。体位固定和 CT 定位是放射治疗的第一步，患者平躺仰卧，医师和物理师为其制作热成形膜面罩固定头部，然后进行 CT 扫描获取 CT 影像。对于脑肿瘤，前面介绍过磁共振检查的特有优势，是医师勾画靶区的重要参考资料，此时有可能需要进行头部的磁共振检查，然后与 CT 进行匹配，需要听从医师的安排。后面的步骤已经在第 2 章的 2.2 节中介绍过了，在此不再赘述。

　　一般情况下，脑胶质瘤的放疗周期需要 5～6 周，有些患者放疗期间需要同时联合化疗及靶向治疗，具体的治疗方案需要结合病情具体分析。脑胶质瘤放疗期间也会给患者带来一定的不良反应，比如出现脑水肿引起颅内压增高等情况，患者应随时观察不适症状，如果出现恶心呕吐、头晕、头痛或者原有的症状加重等情况，应尽快联系医师及时治疗。

脑转移瘤

脑转移瘤是由身体其他部位的肿瘤细胞转移到颅内所致，是成人患者最常见的颅内肿瘤。脑转移是大部分晚期癌症患者都会面临的一道"坎"，研究显示，20％～40％的肿瘤患者晚期会出现脑转移，其发病率大概是颅内原发肿瘤的 10 倍。以肺癌为例，每 10 个非小细胞肺

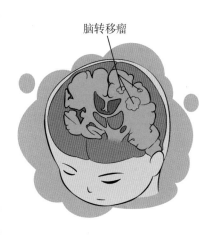

脑转移瘤

癌患者中，就有 3～5 人会发生脑转移，约 15％的小细胞肺癌患者在确诊时已有脑转移，而在确诊后 2 年内，累计半数以上的患者会出现颅内转移。那么一旦出现脑转移是不是就等同于"判死刑"了？脑转移后应该怎样治疗？医师建议放疗真的有用吗？……今天我们就针对脑转移中一些较为常见的问题一一进行解答。

脑转移瘤的发病原因

脑转移瘤是如何形成的？别的器官长的瘤怎么能跑到脑子里去呢？癌细胞之间粘连性很差，容易从原发病灶脱离，逃跑的癌细胞有种特殊本领，容易渗透至血管、淋巴管内，当癌细胞发现某些部位特别适合自己"安营扎寨"，比如肝脏、脑，它们就会再次发挥自己特有的本领，"钻"出管腔，吸取营养，成长壮大，就

成了转移瘤。癌症脑转移的过程也是这样的,癌细胞脱落进入体循环,在脑部形成病灶。癌细胞为什么喜欢转移至脑? 机制目前还不完全清楚,但是"种子和土壤"的理论被大家广泛接受。

1889 年,英国外科医师和病理学家史蒂芬·佩吉特(Stephen Paget)提出了癌症转移的"种子和土壤"理论。该理论认为,虽然癌细胞(种子)可以在体内各处传播,但它们需要特定的条件或微环境(土壤)才能生长。由于大脑有丰富的脂肪酸及能量供应,可以为癌细胞提供充足的营养来源,因此,大脑成了转移性癌细胞的理想宿主。而癌细胞又是通过血液循环系统转移的,所以理论上讲,任何肿瘤都有发生脑转移的可能,成人脑转移瘤来源前 5 位分别为肺癌(40%~60%)、乳腺癌(10%)、黑色素瘤(3.5%)、肠癌(2.8%)和肾癌(1.2%),它们共占脑转移瘤的 80%左右。

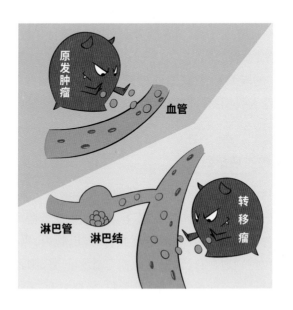

脑转移瘤的临床症状

　　不少患者因总觉得头痛头晕、肢体无力,甚至连拿碗筷都开始颤抖,上医院检查就发现脑内有肿瘤。然而脑转移的早期症状并不明显,仅可通过影像学检查诊断。当转移的癌细胞数目较多或肿瘤体积明显增大时,患者才会有不适症状。脑转移瘤的症状因其发生位置的不同而不同,大脑半球转移瘤常见症状有头痛、头晕、恶心呕吐、癫痫发作、一侧肢体无力或语言不流利、词不达意等,小脑、脑干转移瘤常见症状是步态不稳、头晕或声音嘶哑、喝水易呛咳等。当出现这些症状时,对有癌症病史的人来说,要警惕脑转移瘤的发生,要及时就医检查,不要想当然认为是脑供血不足等其他原因而延误治疗。

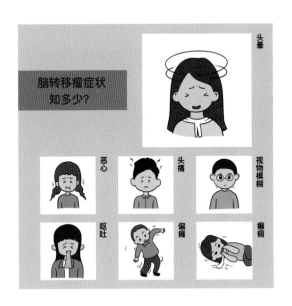

脑转移瘤的检查方式

由于脑转移瘤的早期症状不明显,癌症患者应该定期(3~6个月)检查头部,以便发现早期脑转移瘤,尤其是有肺癌、乳腺癌、黑色素瘤病史的患者更应该警惕脑转移瘤。目前,对于脑转移瘤的筛查,最安全有效的检查手段是脑增强 MRI 检查,增强 MRI 对微小病灶、脑水肿和脑膜转移比增强 CT 更敏感,在脑转移瘤的诊断和疗效评估中具有重要的作用,而且此检查对人体不产生电离辐射损伤,应作为首选的影像学检查方法。此外,部分软脑膜转移的患者还需要行脑脊液检查等其他方式进一步确诊。当有头颅 MRI 检查禁忌证时可选择 CT 检查。

脑转移瘤的放疗

出现脑转移瘤,就意味着疾病进入了晚期,很多人一想到晚期就想要放弃治疗或者姑息治疗。事实真的是如此吗?目前,针对脑转移瘤的治疗方式包括手术、放疗、化疗、免疫治疗及综合治疗。手术治疗具有明确病理和迅速降低颅内压的优势,适合于全身情况良好、转移数量比较少的患者。有些脑转移瘤患者找不到原发病灶,此时也会首选手术,这样既取得病理标本同时又可以查明原发灶,对于全身治疗提供依据和帮助。大多数化疗药物难以通过血脑屏障,因此单纯化疗对脑转移瘤效果不佳。放疗是多发脑转移瘤常用的治疗方法,如果颅内转移性肿瘤数目较少,可以采取立体定向放疗或放射外科的治疗方式;如果数目较多,则需要进行全脑放疗。

全脑放疗顾名思义,就是整个脑部都接受放疗,全脑放疗好处是可以缓解 75%~85%脑转移瘤患者的神经系统症状,提高患者的中位生存期。坏处是可能造成对神经系统的损伤,比如记忆、情感、认知等功能的减退,需要临床医师综合考量。立体定向放射外科治疗是以各种刀命名的立体定向放射治疗(第1章已详细介绍),可以精准地指向少数几个脑转移灶,单次的治疗剂量可以更高,对周围的正常组织损伤可以尽可能减少,但是如果转移瘤数量太多或者体积过大,是不适合接受立体定向放疗的,只能进行全脑放疗。

脑转移瘤的放疗流程与脑胶质瘤相似,都需要经历七步走,不同的是脑转移瘤所需的放疗次数要比脑胶质瘤少。最常用的全脑放疗一般需要两周时间,立体定向放疗的次数需要结合病情指定最合适的治疗方案,一般两周以内也能完成。

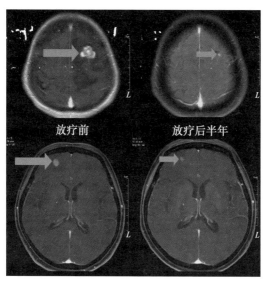

乳腺癌脑转移患者立体定向放疗前后增强磁共振检查对比图,箭头所指为脑转移瘤(2 个)。左图为放疗前,脑转移瘤大小为 22 mm × 11 mm;右图为放疗后 6 个月,脑转移瘤大小为 10 mm × 5 mm。

鼻咽癌

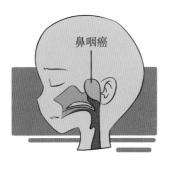

鼻咽癌

鼻咽癌是指发生在鼻咽腔内的恶性肿瘤,包括鼻咽腔的侧壁和顶壁,据 WHO 调查报道,全球有 80％的鼻咽癌患者在中国,是我国常见的恶性肿瘤之一。鼻咽癌的分布具有明显的地区性差异,我国的南方几省如广东、广西、福建、湖南、江西等地为高发区,其中广东的鼻咽癌发病率最高,也称"广东瘤"。由于鼻咽部位置比较深,而且肿瘤多向邻近组织浸润,手术不容易切除,庆幸的是鼻咽癌大多对放射线敏感,因此放疗是最适合、最有效的治疗鼻咽癌的手段。下面我们一起来全面认识一下鼻咽癌。

鼻咽癌的发病原因

鼻咽癌可发生于各种年龄,40～60 岁为发病的高峰年龄,男性多于女性。鼻咽癌的发病原因尚未明确,通过相关性回顾分析,发现 EB 病毒感染与鼻咽癌发病关系非常密切。鼻咽癌与环境致癌因素和生活饮食中的某些不良习惯也有关系,如经常接触油漆、胶水等刺激性化学物品有可能导致鼻咽癌。另外,鼻咽癌有一定的种族易感性和家族高发倾向,尤其是在我国广东和广西地区多发,表明鼻咽癌的发生可能与血缘或遗传有关。

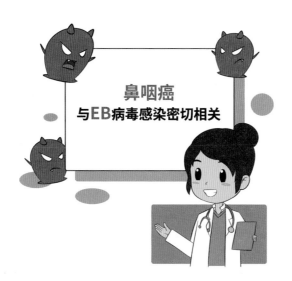

鼻咽癌的临床症状

　　鼻咽癌发生部位隐蔽，与耳、鼻、咽、眼、颅底及颅神经等重要组织器官紧密相邻，易侵及周围的组织器官。肿瘤部位、大小、外侵情况的不同会导致复杂的临床表现。回缩性涕中带血是鼻咽癌较早期的症状，对于清晨的回缩性涕带血要引起特别重视。如果肿瘤发展，鼻咽部肿块坏死脱落则有可能表现为鼻出血。鼻咽肿块压迫浸润邻近器官组织，会出现耳鸣、耳闷、听力下降、鼻塞等症状，严重时可影响呼吸。另外，常见的症状还包括头痛、面麻、视力障碍、复视、斜视，无意中发现的颈部肿块也是鼻咽癌患者最常见的表现。

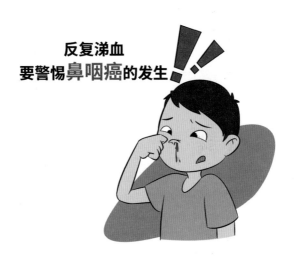

反复涕血
要警惕**鼻咽癌**的发生

鼻咽癌的检查方式

　　间接鼻咽镜是鼻咽癌最基本的检查方式,可直接观察到鼻咽腔内有无肿块及鼻咽黏膜异常情况;光导纤维镜检查在鼻腔表面麻醉后进行,可以更清楚地观察到鼻咽腔内的肿块及侵犯范围,是目前放疗前必备的检查之一,这是确诊鼻咽癌诊断的唯一"金标准"。

　　鼻咽部 CT 和磁共振可清楚地显示鼻咽腔内的肿块大小及

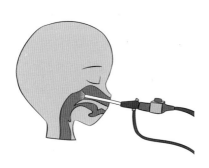

侵犯范围,以及颈部淋巴结转移的情况,两种方法各有优势,互相补充。对于排除全身脏器及骨骼转移情况,全身同位素骨扫描及正电子发射计算机断层显像(PET -CT)也是常用有效的检查。

这些检查对于患者的病变分期、综合治疗方案的制订都极有指导价值。

鼻咽癌的放疗

放疗是针对鼻咽癌最适合、最有效的治疗手段。放疗的靶区可以覆盖鼻咽癌原发病灶和颈部淋巴结区域,治疗效果较好。其近期有效率在 90% 以上,早期患者的 5 年生存率可以达到 80% 以上。随着药物研发的进展,化疗和靶向治疗的应用也在很大程度上改善了中晚期鼻咽癌的放疗效果。

对于鼻咽癌的放疗,主管医师会在放疗前仔细查看患者的所有影像资料,包括初诊的影像资料、病理,如果放疗前做过化疗,就诊时还需要携带化疗方案和化疗后复查的影像资料,然后医师根据患者个体情况制订放疗方案。体位固定和 CT 定位是放射治疗的第一步,患者平躺仰卧,医师和物理师为其制作热成形膜面罩固定头部,然后进行 CT 扫描获取 CT 影像。对于鼻咽癌,前面介绍的 CT 和磁共振两种方法各有优势,互相补充,治疗前有可能需要进行鼻咽部的磁共振检查,然后与 CT 进行匹配,提高靶区的精准性。后面的步骤已经在第 2 章的 2.2 节介绍过了,在此不再赘述。一般情况下,鼻咽癌的放疗周期为 6 周左右,有些患者放疗期间需要同时联合化疗及靶向治疗,具体的治疗方案需要结合病情具体分析。

下图是一例鼻咽癌患者的影像资料,红圈内就是长肿瘤的部位,左图红圈内是治疗前肿瘤的情况,右图是放疗结束后 1 个月复查的情况,可以看到肿瘤完全消失。

鼻咽癌放疗的效果虽然显著,但是由于鼻咽癌发病部位的解剖特点复杂,黏膜、皮肤范围较广,其放疗的不良反应也最为

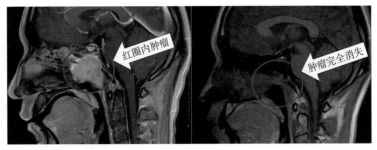

复杂,早期可能会出现咽喉疼痛、口腔溃疡、口干、进食困难、鼻塞、颈部皮肤色素沉着、脱皮、味觉改变,后期有可能出现张口困难、颈部肌肉僵硬等表现,目前随着放疗技术的不断进步,此类不良反应已大大减少。对于鼻咽癌患者来说,要对这些不良反应有正确了解。放疗期间注意事项详见第4章4.1.1节内容。对于鼻咽癌,还应坚持鼻腔冲洗,尽量冲洗坏死的组织,减少炎症;坚持张口及转颈,有助于下颌关节活动、减少颈部肌肉萎缩、纤维化。另外,要定期返院复查,如有问题,尽早干预,才能获得更好的治疗效果。

 喉癌

"饭后一根烟,赛过活神仙",许多人在用俗语放纵自己的不良习惯时,久而久之,不知不觉中,一些症状悄然而至。当人体出现声音嘶哑、咳嗽、喉咙痛、吞水费力、呼吸困难时,也可能不仅仅是咽炎那么简单,那么是不是喉癌呢? 介绍喉癌前我们先简单了解一下关于喉部的基本常识,喉是人体的发音器官,也是空气、食物进出人体的重要关卡。我们吞咽时,喉体上提,声带关闭,使食物顺利进入食管,而不致误入呼吸道,即使发生异物被误吸入呼吸道,通过喉的咳嗽反射也可以使异物排出。声门内含有声带,是发音的重要器官,可以说喉担负了我们饮水、吃饭,及与外界交流的重任。喉癌,顾名思义,就是长在喉这个位置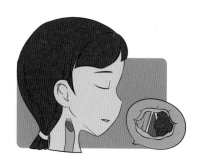的恶性肿瘤,在头颈恶性肿瘤中发病率仅次于鼻咽癌,发病率占全身肿瘤的 1‰~5‰,好发年龄为 50~70 岁。男性较女性更多见,比例约为 8:1,以我国东北、华北和华东地区发病率最高。喉癌与哪些因素有关? 能放疗吗? 喉癌放疗会不会很难受? 下面就带大家一起来认识咽喉要道的放疗。

喉癌的发病原因

喉癌的确切病因尚不完全清楚,可能为多因素共同作用导致。

(1)吸烟:目前研究表明吸烟与喉癌的发生有明确相关性。烟草燃烧时,其中多种成分均具有致癌作用。据统计,吸烟者患喉癌的概率是不吸烟者的 6 倍多。男性喉癌患者几乎均为吸烟者,90%以上喉癌患者有长期吸烟史,吸烟量越大、时间越长,患喉癌的可能性越高。

(2)饮酒:酒精会对喉部黏膜造成直接刺激,同时,大量喝酒还会造成胃食管反流,如果有催吐行为的话,还会对喉部造成第二次伤害。"烟酒一家亲",吸烟与饮酒在致癌方面有协同作用,长期抽烟加上嗜饮白酒会使喉癌患病概率明显增加。

(3)病毒感染:人乳头状瘤病毒(HPV)可引起喉乳头状瘤,

而成人乳头状瘤目前被认为是喉癌的癌前病变。受地区差异的影响，各地区研究报道的喉癌患者 HPV 感染率从 8％到 83％不等。为了综合评价国内喉癌患者 HPV 感染情况，2020 年山西医科大学进行了较大样本的国内文献调研，分析发现，全国范围内喉癌患者 HPV 感染率为 12％。

（4）其他原因：严重的空气污染、慢性喉炎、长期接触石棉及有毒气体、颈部电离辐射、某些良性疾病的恶变等也是喉癌的发病因素。

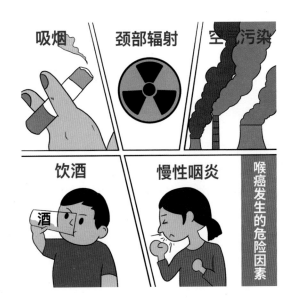

喉癌的临床症状

喉癌早期症状可能不明显，仅有喉部异物感，后续可出现喉咙疼痛，吞咽时加重甚至影响吞咽。这种症状容易与咽炎或者感冒混淆,如果仅仅是普通的感冒或者咽炎,喉咙的症状很快就会消散,并且日渐减轻,但如果症状经过治疗后不仅没有减轻,还出现了日渐加重的情况,就要及时前往医院进行检查,以免耽误病情,影响到后续的治疗。早期病变患者多无呼吸困难、声嘶等症状,仅为发声不清,若病变进展侵犯声带,则出现声音嘶哑,突然出现的声音嘶哑并且长期未缓解一定要引起重视;晚期肿块较大或侵犯广泛,可能出现呼吸困难、吞咽困难、出血等症状。

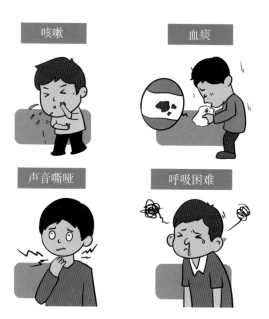

喉癌的检查方式

有上述不适症状,应及时至耳鼻咽喉科就诊,医师需要对喉部和颈部进行仔细的检查。喉镜是最常用的检查方式,可以详细了解喉部结构出现的异常,明确病变的部位及范围,必要时对病变组织进行活检,是明确诊断的"金标准"。CT 和 MRI 检查可明确喉部肿瘤的具体侵犯范围,对明确病变范围,评估和指导治疗决策有重要意义。

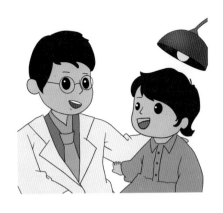

喉癌的放疗

喉癌最理想的治疗方案是不仅要治愈肿瘤,而且要尽可能地保障喉的生理功能,提高患者的生存质量。大部分患者一旦被确诊为喉癌,也不管是否是早期喉癌,常常要求马上住院手术切除喉癌,然而,由于喉部的特殊结构,并不能盲目手术,手术很容易影响到患者的声带发声功能和其他的生理功能。接受手术的喉癌患者,将部分或全部失去正常说话功能,同时呼吸改道会使呼吸道感染的发生率升高。而放疗则可以较大程度地保护这些生理功能,显著改善喉癌患者的生存质量。对于早期喉癌,如果对喉功能影响不大且患者能够耐受,手术是首选的治疗方案。对于无法手术的患者,尤其是早期声带癌,如对发音功能要求很高,可以选择放疗,疗效并不亚于手术且能保留喉的呼吸和发音功能。对于中晚期喉癌,当喉癌侵袭范围较大时,可以选择在手术前或手术后进行放疗。对于想保留喉功能的喉癌中晚期患者,可以化疗和放疗同时进行,具体何种方案,需要多学科医师共同讨论,采用综合治疗策略以提高疗效。

喉癌的放疗流程与放疗的不良反应与鼻咽癌基本相似,可以参照鼻咽癌部分内容。但喉癌患者放疗在以下两个方面需要特别注意。

（1）很大一部分喉癌患者放疗前就明显声音嘶哑或不能发音,放疗2～3周后患者声嘶会因肿瘤退缩出现一定程度的改善,但随后可能会出现声嘶的再次加重,可能伴有吞咽不适或疼痛,尤以进食时为甚。此时不必过于担心,这是因为放疗后正常组织水肿而导致的,放疗结束后1个月左右会逐渐恢复,若声音嘶哑非常明显,可采用局部雾化吸入、酌情抗炎等对症干预。放疗期间应注意"休声",避免声带受到过多刺激而加重水肿。

（2）对于术后气管切开的患者,由于金属套管对放射剂量的分布有影响,因此放疗前应将金属套管更换为塑料套管,管口周围分泌物较多,可每日用生理盐水清洗造口周围皮肤,避免使用酒精和活力碘,保持套管周围清洁,做好套管护理;应保持气道湿润,局部使用纱布或口罩遮挡,防止异物进入。

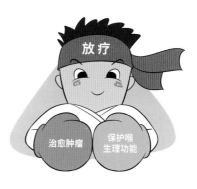

第 5 章

放疗应用二：横扫胸部肿瘤

肺癌、食管癌和乳腺癌是我国常见的胸部恶性肿瘤，其中肺癌发病率和病死率均长期高居肿瘤榜首位，乳腺癌更是被称为"红颜杀手"，不但给患者及其家属带来巨大的痛苦，也给社会带来了沉重的负担。本章主要内容包括肺癌、食管癌、乳腺癌三大代表性胸部恶性肿瘤及其放疗应用，每部分按照病因、临床表现、检查方式、放疗应用的顺序，以图文的形式向大家逐一介绍，希望读者能从中受益。

 食管癌

食管，上接口腔，下连胃。在我们一生中有超过 70 吨食物经过这个管道。食管癌是原发于食管的恶性肿瘤，在我国，食管癌的发病人数和因病死亡的人数均占全世界的一半以上，严重威胁着人民健康。那么，食管癌的发生与什么因素有关？食管癌有哪些表现？一旦得了食管癌，应该选择什么样的治疗手段？放疗在食管癌的治疗中扮演了什么样的角色？下面就带大家揭开谜底。

食管癌的发病原因

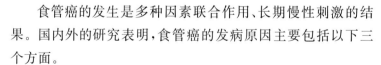

食管癌的发生是多种因素联合作用、长期慢性刺激的结果。国内外的研究表明，食管癌的发病原因主要包括以下三个方面。

（1）不健康的饮食习惯："趁热吃"——喜烫食、吃得快、咀嚼不充分；"重口味"——喜辛辣刺激、高盐食物；喜吃腌制、油炸类食物；长期吸烟、饮（高度）酒；吃不新鲜或发霉食物。切记"不烫不霉不烟酒，食管肿瘤绕道走"。

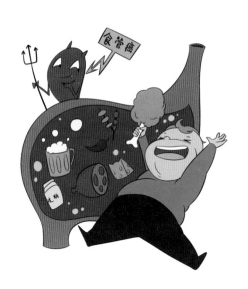

（2）罹患食管疾病：患有腐蚀性食管灼伤或狭窄、食管贲门失弛缓症、食管憩室或反流性食管炎的患者中，食管癌的发病率较高，这可能与食管黏膜上皮长期受炎症、溃疡及酸性、碱性反流物的刺激导致食管上皮增生及癌变有关。

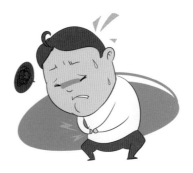

（3）遗传因素：食管癌的发病有明显的家族聚集现象，这与人群的易感性及生活环境条件有关。但需要注意的是，食管癌并不是遗传性疾病。

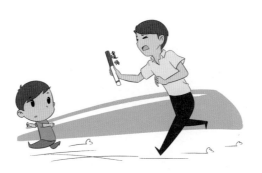

食管癌的临床症状

食管癌的临床表现与其发病部位及临床分期密切相关。发病早期患者往往有咽喉部异物感，在吞咽粗糙食物时，感觉更加明显，随着食管肿瘤的增大，上述症状会逐渐加重，典型症状为进行性吞咽困难，晚期会出现持续性胸骨后或背部疼痛，常常提示肿瘤已经有外侵。

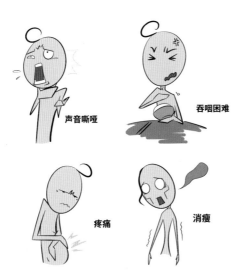

声音嘶哑

吞咽困难

疼痛

消瘦

食管癌的检查方式

食管癌有食管镜、影像学检查两种检查方式。

（1）食管镜：医师通过带有镜头的专用设备直观地对食管内全貌进行观察，并可以在病变部位取活检，这是确诊食管癌的首选方法。

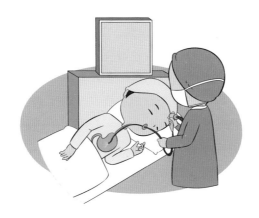

（2）影像学检查：钡餐造影是在患者服用钡餐后采用透视的方法观察食道内状况的一种检查方式，对食管的动态观察有不可替代的优势。CT扫描可以清晰显示食管与邻近器官的关系，医师可以根据CT图像判断疾病分期，更重要的是据此判断是否可以手术切除。

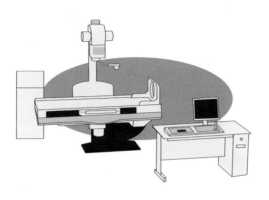

食管癌的放疗

对于食管癌，相信绝大多数的患者及家属首先想到的是手术切除，那么除了手术切除还有其他有效的治疗手段吗？答案是肯定的。食管癌一般分为四期。Ⅰ期患者应行外科切除；Ⅱ、Ⅲ期可行外科切除，也可先放疗或化疗，或同时放化疗，再争取外科治疗或术后放化疗，以提高切除率和远期疗效；Ⅳ期患者以化疗和放疗为主，以延长生存期并提高生活质量。由于颈段食管解剖结构特殊，因此颈段食管癌一般采用单纯放疗或以放疗为主的综合治疗，手术仅限于放疗失败者。

总而言之，放射治疗是食管癌治疗的重要手段，无论是哪个分期的食管癌患者，都有可能采用单纯放射治疗或者和其他治疗手段配合进行综合治疗。具体采用哪种治疗手段，还是要以专业的食管外科医师、放疗科医师和肿瘤内科医师的意见为主，从而获得最为理想的治疗效果。

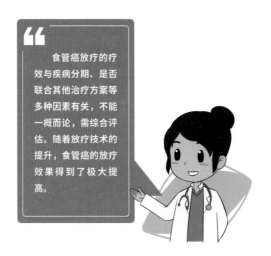

食管癌放疗的疗效与疾病分期、是否联合其他治疗方案等多种因素有关，不能一概而论，需综合评估。随着放疗技术的提升，食管癌的放疗效果得到了极大提高。

深思熟虑决定放疗后，又要进行哪些工作呢？在前面章节我们已经对放疗的流程有了大致的了解，食管癌的放疗也不例外，"七大步"一步都不能少：就诊、体位固定、模拟定位、靶区勾画、计划设计、计划评估、治疗实施。接下来患者就要听从主管医师的安排，按部就班地前来治疗了。

俗话说，"是药三分毒"，放射治疗虽然不是"药"，但也会有相应的不良反应，包括局部反应和全身反应。局部反应主要包括放射性食管炎、放射性气管炎、放射性肺炎等。放射性食管炎主要是因食管黏膜受到射线影响，出现充血、水肿、渗出及糜烂造成的，多发生在2～4周，表现为吞咽疼痛、进食困难，这些症状多在放疗结束后逐渐缓解。胸部位置的食管和气管伴行，放射性气管炎是由于气管受到射线损伤而出现的炎症反应,多表现为咳嗽咳痰,一般放疗结束后,待正常组织修复后,大多能恢复正常。放射性肺炎常发生在放疗开始后的1~3个月,可表现为低热、咳嗽、胸闷、呼吸困难。放疗计划设计时,正常组织的剂量会严格限制在可接受的安全范围内,符合要求后,放疗计划才能实施。在实际临床工作中,放射性肺炎的发生概率比较低,即使出现,治疗后大多能好转,不必过于担心。多数患者无明显的全身反应或全身反应较轻,最常见的有乏力、食欲下降、恶心呕吐、体重减轻。全身反应在合并化疗时更容易出现。如果患者出现了上述反应,不要恐慌,应及时找主管医师就诊咨询。

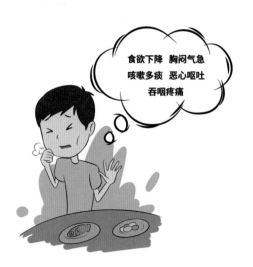

另外,在放疗的过程中还有一些需要注意的地方。饮食方面,放疗期间食物尽量软烂。尤其应注意的是,当进食出现梗阻感时,不要强行吞咽,否则会刺激局部癌组织出血,极其危险。放疗结束后半年内不能食用粗糙或坚硬的食物,以防划破食管,加重损伤。皮肤表面标记线非常重要,在整个治疗过程中必须保持清晰,勿用水用力清洗,如果颜色变淡,应请医师补深。放疗结束后,有些患者可能还会有虚弱和疲劳感,应注意加强营养,多休息,保持乐观的心态,促进正常功能的恢复。放疗结束后不要忘记联系主管医师进行复查。

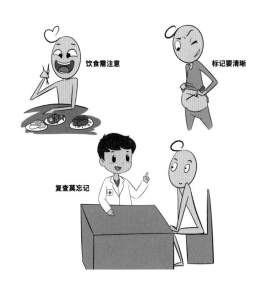

饮食需注意

标记要清晰

复查莫忘记

 原发性肺癌

肺是人体非常重要的器官,其主要作用就是获得身体所需的氧气、排出二氧化碳。然而肺癌是世界范围内最常见的肿瘤之一,目前,肺癌发病率位居全国恶性肿瘤首位,每年约有 78.1 万新发病例,其发病率和病死率居高不下,对人类的健康造成了严重威胁。在这样的形势下,积极倡导预防肺癌,推进早发现、早诊断、早治疗，是降低肺癌的发病率、病死率，以及提高患者生存质量的关键一步。本节将带大家一起来认识肺癌，了解如何治疗肺癌，尤其是放疗的先进技术在治疗肺癌中的应用，希望对大家有所帮助。

肺癌的发病原因

肺癌的发病率与病死率均居世界首位，"癌中之王"当之无愧，那这个"大王"是怎么产生的呢？其实肺癌病因和发病机制尚没有完全明确，大量医学资料表明造成肺癌的危险因素包含以下几个方面。

（1）吸烟是肺癌发病的首位高危因素，80％以上的肺癌是由吸烟引起的。烟草燃烧能产生超过 4 000 种化学物质，其中已确定致癌物质多达 60 种，有研究表明，吸烟者患肺癌的概率比不吸烟者高 10 倍以上。

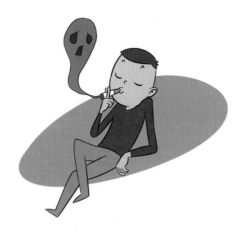

（2）燃料燃烧和烹饪产生的室内污染，以及工业废气、汽车

漫话肿瘤放疗

尾气等室外污染,均为引发肺癌的危险因素。尤其是近年来女性患肺癌的比例明显上升,这可能与中国女性烹饪时吸入厨房高浓度油烟有关。

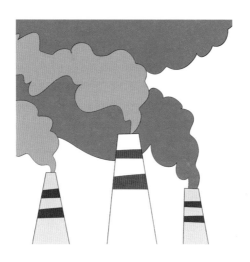

（3）肺癌是职业癌中最重要的一种,有些人因职业原因长期接触到某种致癌物质,若不加以防护,此类物质的长期刺激会

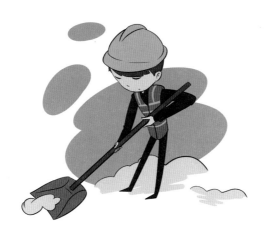

损伤呼吸系统细胞组织,久而久之会使之发生恶变。那么与职业相关的可致肺癌的物质有哪些呢?目前已知的主要有石棉,砷的无机化合物,铬、镍、镉的化合物等。

肺癌的临床症状

　　肺癌的临床表现与肿瘤的部位、大小、是否侵及邻近器官,以及有无转移等情况有密切关系。咳嗽是最常见的症状,肿瘤在较大的支气管内生长,常出现刺激性咳嗽。肿瘤增大造成较大支气管阻塞,可能出现咳血、胸闷、气短、发热和胸痛等症状。肿瘤压迫邻近器官、组织或发生远处转移时,可能产生膈肌麻痹、声音嘶哑、胸腔积液等。近 15％的患者以转移灶为最早表现,以颈部淋巴结、肝、肾上腺、骨、肾和脑转移较为常见,进而出现相应的一系列症状。

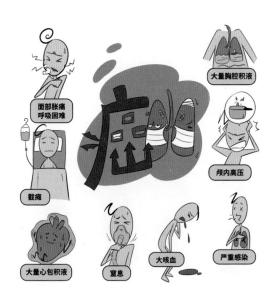

肺癌的检查方式

　　治疗肺癌的关键在于早期检查、早期诊断和早期治疗，"早诊"要利用好影像学诊断和病理诊断这两种利器。

　　肺癌相关的影像学检查主要有胸部 CT、脑 MRI、骨扫描及 PET-CT 等。低剂量胸部 CT 是发现早期肺癌的最有效的方法，其敏感度是常规胸片的 4～10 倍，可以检出早期肺癌。肺癌容易出现骨转移、脑转移，骨扫描和 MRI 就可以在早期发现患者是否存在这类情况。PET-CT 是一种全身检查，可以发现其他检查发现不了的病灶，具有无可比拟的优势，在肺癌的诊断、临床分期、疗效评价及生存期的预测中均起着重要的作用。

　　支气管镜检查是确诊肺癌的重要措施，可直接检查支气管内的病灶情况。对于纤维支气管镜等非创伤性检查仍不能确诊或不适合做气管镜检查的病例，可考虑在 CT 引导下进行肺穿刺活检。

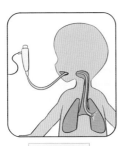

支气管镜检查

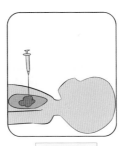

肺穿刺活检

肺癌的放疗

肺癌分为小细胞肺癌与非小细胞肺癌两大类,小细胞肺癌由于其生物学性质较为特殊,生长速度快,恶性程度高,只有很少一部分适合手术,小细胞肺癌一般对放射线和经典的化疗方案较为敏感,治疗后肿瘤都能呈现出较明显的退缩,放疗和药物治疗的联合应用发挥了重要作用。非小细胞肺癌在临床中分为Ⅰ、Ⅱ、Ⅲ、Ⅳ四期。其中Ⅰ期、Ⅱ期和部分Ⅲ期肿瘤较易切除,并且尚未向远处转移,此种首选手术切除,根据术后病理及危险因素加以术后放化疗。其余不适合手术的Ⅲ期患者,临床上也称之为不可手术的局部晚期,经典治疗方案为同步放化疗。对于晚期患者,以延长生存期为目的,以全身治疗为主,包括化疗、靶向治疗和免疫治疗等。近年来,随着肺癌的治疗不断发展,对于非小细胞肺癌,要根据组织病理、分子病理、分期、个人情况等多种因素进行个体化规范。放疗是肺癌治疗的重要手段之一,在各分期、各类型肺癌中都发挥了重要作用。下面我们就来看看放疗在肺癌中是如何大显身手的吧。

1) 放射治疗对各期肺癌"大有可为"

作为治疗癌症的主要手段之一,放疗这把利器消灭各时期肺癌都"大有可为"。肺癌的放射治疗包括根治性放疗、姑息性放疗和预防性放疗等。大约 70% 的肺癌患者在治疗过程中需要使用放射治疗,主要分为以下几种情况。

(1) 不耐受手术或不愿意手术的患者:有些患者由于年龄较大、合并症比较多等原因,存在手术禁忌证。另外,也有一部分患者由于各种原因不愿意接受手术。那么对于这些患者来说,放疗是首选的局部治疗方式。通过将射线的能量聚焦于肿

漫话肿瘤放疗

瘤病灶上,在不手术的情况下一样可以起到杀灭肿瘤的效果。

（2）不能手术的局部晚期肺癌患者:有些患者分期相对较晚,无法做到根治性切除,此时采用放疗和化疗联合免疫治疗可以带来突破性的生存获益。

（3）手术之后肿瘤有残留或者复发风险较高的患者:同样需要采用放疗对局部残留的肿瘤细胞或者术后区域进行清扫杀灭,这种方法被称为术后放疗。

（4）晚期肺癌患者:有些患者发现时已处于晚期,出现了骨转移、脑转移等,放疗同样可以起到减轻症状、改善患者的生存质量与延长生存期的作用。

2）斩杀早期肺癌的无形手术刀——立体定向放射治疗

提到肺癌的放疗,就不能不说早期肺癌的放疗重型武器:立体定向放射治疗。立体定向放疗,通俗地说,就是通过多个角度将 X 射线瞄准病灶进行集中照射,同时周边正常组织的放射剂量要达到快速衰减从而实现更好的保护。好比多名神枪手从不同角度对敌人进行强力轰击,同时还得保证人质的安全。这种放疗技术就像一把无形的手术刀,"快、准、狠"地把肿瘤切除,所以立体定向放疗又叫 X 刀。近年来,大量临床研究数据显示,对于不能手术的早期非小细胞肺癌患者,"立体定向放疗"治疗的局部控制率可达 90%,与外科手术的治疗效果相当,并且能保留肺功能,减少因手术造成的肺功能下降和并发症增多的风险。目前,该方法已经被多种指南推荐为不能手术或拒绝手术的早期肺癌患者的标准治疗。

下图是一例 75 岁的肺癌患者的历次 CT 图像,红圈内为肿瘤所在位置。2015 年 7 月初诊时(A,肿块直径为 4 厘米),因为患者年龄较大,基础疾病较多,无法耐受手术,经多学科讨论后接受了立体定向放射治疗。放疗后 1 个月,肿瘤明显退缩(B,直径为 1 厘米),放疗后 2 年肿瘤已经完全看不到了(D),2019年 5 月,放疗后 4 年,仅能看到一点纤维灶,类似于手术后留下的疤痕。目前,这位患者还在随访中,已经随访了 6 年,没有发现肿瘤复发转移的迹象。

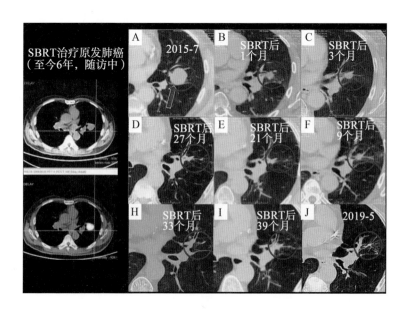

肺癌放射治疗中良好疗效的实现离不开规范化的治疗。现代的放射治疗科技含量很高,远不是人们所想象中"画画线"那么简单,更不是有些人认为的"理疗"。治疗前患者需要通过各项检查完善个人信息并明确肿瘤的病理及分期,这样医师才能准确制订个体化的放疗方案,选用不同的放疗技术。然后进行肺癌定位 CT,由于肺部肿瘤随呼吸运动范围较大,此时医师会根据具体的治疗技术采用不同的固定方式,如真空塑形垫、体罩、腹部压迫等。后续医师勾画靶区，并且与物理师制订放疗计划，最后由放疗技师进行放疗。

放射治疗是肺癌治疗中的一个重要组成部分，合理的应用可以成为帮助肺癌患者战胜病魔的一员大将，一提放疗就畏之如猛虎的传统印象是十分不必要的。俗话说，"巧妇难为无米之炊"，除了医务人员专业化和医疗规范化以外，高质量的放射治疗同时需要患者的密切配合。下面就给大家介绍一下肺癌放疗过程中的注意事项。

放射治疗的过程如同进行 CT 扫描。整个治疗过程中，无创伤、无任何疼痛，只需要患者放松地平躺于治疗床上即可。放疗期间应预防感冒，避免到人群聚集区逗留，减少发生呼吸道感染的概率。一旦出现上呼吸道感染症状，应尽早治疗，以免诱发放射性肺炎。饮食方面尽量进食清淡无刺激性的食物，同时需要戒烟。勿用水用力清洗皮肤，确保皮肤标志线清晰完整。放疗属于局部治疗，无全身性毒副作用，仅可能于受照射区域出现

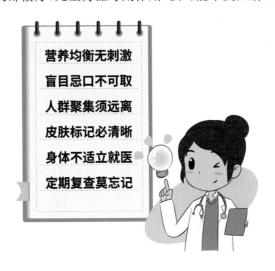

营养均衡无刺激
盲目忌口不可取
人群聚集须远离
皮肤标记必清晰
身体不适立就医
定期复查莫忘记

程度不等的局部反应,包括放射性食管炎、放射性气管炎和放射性肺炎等。如果治疗过程中反应特别严重,应该及时和医师沟通。放疗结束后要定期复查。

 乳腺癌

《樱桃小丸子》作者樱桃子,中国好声音选手姚贝娜,"林妹妹"扮演者陈晓旭……无数个耳熟能详的名字,却被乳腺癌夺走了生命。据国家癌症中心最新统计显示,全国新发乳腺癌病例数达 27.24 万,每年病死人数超过 7 万,居女性恶性肿瘤发病率首位。乳腺癌 99% 发生在女性,男性仅占 1%,已成为威胁女性身心健康的常见肿瘤。下面我们就来认识一下这位"红颜杀手"。

乳腺癌的发病原因

乳腺癌是女性最常见的恶性肿瘤之一,男性乳腺癌罕见。乳腺癌的病因尚未完全阐明,下图为引发乳腺癌的常见危险因素,目前已证实雌激素是刺激乳腺癌发生的重要原因。

家族遗传

经期初潮早、绝经晚

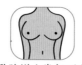

乳腺增生常年不愈

精神压力过大

常用激素类药物

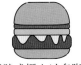
肥胖或摄入过多脂肪

乳腺癌的临床症状

　　乳腺癌是一种生长速度较缓慢的肿瘤，其早期症状并无特殊性，多数为偶然发现乳房内有无痛性、单发的肿块。少部分患者出现乳头溢液，尤其血性溢液应注意，其中约 10% 便是由乳腺癌引起的。中晚期肿块可侵及胸壁，皮肤水肿可以呈橘皮状，称"橘皮症"。乳腺癌逐步进展可出现同侧腋窝淋巴结肿大。炎性乳腺癌是一种少见的临床类型，常呈弥漫性变硬变大，皮肤红、肿、热、痛和水肿明显，发病呈爆发性，十分近似急性炎症，因而又被称为癌性乳腺炎。

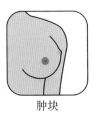
肿块

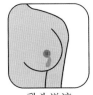
乳头溢液

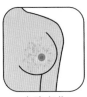
皮肤变化

乳头内陷

乳腺癌的检查方式

经自检或医师检查怀疑乳腺癌的患者,需要进行进一步的检查做出诊断。常见的影像学检查包括钼靶、超声和 MRI 检查。钼靶是目前诊断乳腺疾病的首选检查,也是最简便、最可靠的无创性检测手段。超声可清晰了解乳腺组织形态,为肿瘤良恶性鉴别提供比较可靠的依据。MRI 检查可作为乳腺 X 射线检查或乳腺超声的补充检查措施。

确定乳腺肿块是不是癌症的"金标准"就是活检,目前可以采取针吸、穿刺和切除活检明确诊断。针吸细胞学检查是指用细针抽取一点肿块的组织送病理科检查。这是一种较安全的检查,确诊率高、创伤小,现在已广泛使用。

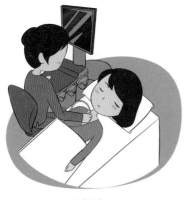

B 超检查

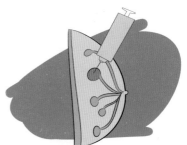

乳腺癌针吸细胞学检查

乳腺癌的放疗

乳腺癌的治疗主要包括手术、放疗、化疗、靶向治疗和内分泌治疗等,治疗方式的选择取决于病理、年龄、月经情况、一般状态、心理因素等。对于早期的患者可以选择手术局部切除或全乳腺切除,术后部分患者可选择术后放疗和内分泌治疗。近年来,随着乳腺外科和整形外科技术的发展,全乳腺切除术或保留皮肤的全乳腺切除术和乳房重建术的应用日益广泛,成为乳腺癌治疗的一个新趋势。中期的患者除了外科切除外,还需要视情况加用乳腺区和淋巴引流区辅助放疗、化疗和内分泌治疗,有的患者还需要新辅助放化疗。对于晚期的患者一般采用姑息性放疗,加用化疗和内分泌治疗。

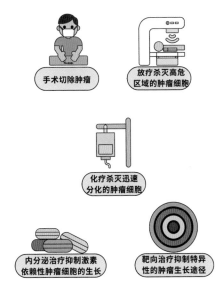

手术切除肿瘤

放疗杀灭高危区域的肿瘤细胞

化疗杀灭迅速分化的肿瘤细胞

内分泌治疗抑制激素依赖性肿瘤细胞的生长

靶向治疗抑制特异性的肿瘤生长途径

乳腺癌的治疗方式

乳腺癌的放射治疗是通过射线杀灭癌细胞的局部治疗手段,常与外科手术或者化疗搭配使用,在各期乳腺癌中发挥着重要作用。主要包括两大部分,一个是乳腺癌术后的辅助治疗,另外一个是晚期乳腺癌的姑息性治疗。乳腺癌术后放射治疗的主要目的是降低局部区域复发率，当晚期乳腺癌发生向远处转移时，放疗也可以作为局部姑息性治疗的手段之一，达到缓解症状的目的。如脑转移引起的头痛、骨转移引起的疼痛等，通过放疗减轻患者疼痛、提高患者生活质量。

乳腺癌患者进行放疗前应带齐详细的诊疗资料，尤其是术后病理报告至放疗科就诊，术后的患者在患肢能高举过头顶的情况下才能放疗。模拟定位时患者仰卧于乳腺放射治疗专用托架或真空垫上，双侧上肢上举固定，后续医师勾画靶区并与物理师制订放疗计划，最后由放疗技师进行放疗。

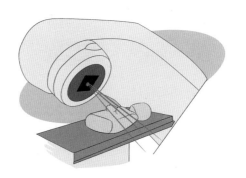

在临床工作中，会遇到部分患者皮肤破溃，有的还出现发热、咳嗽等多种情况，仔细询问，有的患者自行涂了某种化妆品，有的患者洗澡把皮肤搓破了，有的患者不注意保暖感冒了……那么，乳腺癌患者放疗可能会出现哪些不良反应？又该如何预防及处理呢？下面就来介绍一下常见的放疗不良反应及注意事项。

（1）照射区皮肤反应：这是乳腺癌放疗出现最多的不良反应，主要表现为皮肤红、肿、痛、发痒等反应，处理不当容易出现破溃、渗液、感染；晚期可残留色素沉着、萎缩、纤维化。因此，要保持胸壁、腋窝处皮肤干燥，尽量不要戴胸罩，穿清洁、柔软、宽松棉制内衣。如无医嘱，不要在照射部位涂任何护肤用品。避免放疗区域皮肤摩擦受压，不用过热的水洗浴。如有不适，不要用手抓挠或乱涂药物，应遵医嘱用药，不要听信偏方擅自处理。

（2）骨髓抑制：最常见的表现是白细胞降低，许多患者在放疗前接受过化疗，存在一定程度的骨髓抑制，放疗开始后，可能会出现叠加效应，加重抑制作用。因此，放疗开始后，应每周至主诊医师处检查血象变化。

（3）放射性肺损伤：由于肺脏紧贴胸壁，不可避免地会受到射线的照射，尽管照射剂量会控制在安全范围内，但是由于个体差异性和外界环境的变化，仍有可能出现放射性肺损伤，一般表现为胸闷气急、咳嗽、低热，严重者可出现肺炎。出现上述情况，应及时就医，同时注意休息、保持室内空气流通及温度适宜，减少亲朋好友探视以降低感染风险。不良反应程度较轻者经吸氧等对症治疗能够获得改善，较重者可能需要暂停放疗并住院治疗。

穿着宽松舒适的棉质衣服

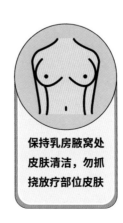

保持乳房腋窝处皮肤清洁，勿抓挠放疗部位皮肤

第 6 章

放疗应用三:歼灭腹盆腔肿瘤

　　腹盆腔包含了人体消化系统、生殖系统、泌尿系统等多个系统,涉及器官众多,大家耳熟能详的恶性肿瘤中位于腹盆腔的主要有肝癌、胰腺癌、直肠癌、宫颈癌、子宫内膜癌、膀胱癌、前列腺癌等,放射治疗在其规范化治疗中占有重要地位。腹盆腔器官大多毗邻,放疗的定位、不良反应、注意事项也有相似之处。因此,将腹盆腔主要器官的常见恶性肿瘤放疗归为一章进行阐述,每个癌种按照病因、临床表现、检查方式、放疗应用的顺序,以图文的形式向大家逐一介绍,希望读者能从中受益。

💊 肝癌

　　2021 年 2 月,香港知名喜剧演员吴孟达因病不幸离世的消息引发全民对其的怀念。大家在惋惜之余,不仅要问是什么疾病让"达叔"这么快就倒下了呢? 殊不知,这个罪魁祸首就是肝癌。肝癌是指发生于肝脏的恶性肿瘤,我国是肝癌大国,目前发病人数约占全球的 55%,据国家癌症中心 2022 年发布的我国恶性肿瘤数据显示,肝癌新发病例 38.9 万,位居恶性肿瘤第四位,死亡病例 33.6 万,位居恶性肿瘤第二位。肝癌正严重威胁着我国人民的健康和生命。有人不禁要问,为什么会得肝癌?得了肝癌怎么办?下面我们就一起来认识一下肝癌。

肝癌的发病原因

肝癌的致病机制目前尚未明确,但通过流行病学调查和临床研究分析,可能与下列因素密切相关。

（1）病毒性肝炎:我国是乙肝大国,绝大部分肝癌患者均有乙肝病史。如果乙肝未经规范治疗,会逐步发展为肝癌,即三部曲"乙肝—肝硬化—肝癌"。

（2）酗酒:肝脏为人体的解毒器官,进入人体的酒精主要通过肝脏代谢,当长期饮酒时,除酒精对肝脏的毒副作用外,酒精持续在肝脏中代谢后也可转变为有害物质——乙醛,而这些物质可以不断损伤肝脏。久而久之,就会导致酒精性肝病、肝硬化,最终演变为肝癌。

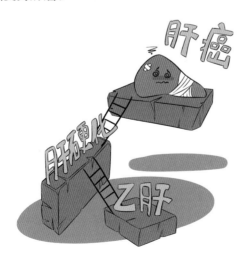

（3）霉变食物：当食物长期放置时，容易产生黄曲霉素，对肝脏具有严重的毒害作用，可导致肝功能衰竭、肝硬化，最终引起肝癌。此外，长期进食含有亚硝胺的食物，包括烟熏、盐腌的食物和香烟等，均可增加肝癌的发病风险。

（4）化学物质和寄生虫：此外，一些化工物品，如偶氮芥类、氯仿等，也是可能的致癌物质；在一些偏远地区居民习惯长期进食生食或不净食物，容易感染血吸虫或华支睾吸虫，寄生虫的感染也可导致肝癌。

（5）遗传因素：肝癌有一定的家族易感性，但同时也与生活或工作环境有一定的关系。

> ### 肝癌高危人群
> **年龄大于40岁（特别是男性），有长期大量饮酒史；有乙肝或丙肝病毒感染或有慢性肝炎病史；家族中有肝癌或者其他癌症患者。**

肝癌的临床症状

早期肝癌一般无明显症状。少数患者可能会出现一些非特异性表现，包括上腹部不适、隐痛或闷胀、食欲减退、乏力、消化不良等。当肝癌进一步发展后，可能会出现以下明显症状。

（1）右上腹疼痛：患者可表现为肝区的胀痛、钝痛等，该症状多由于位于肝脏表面的肿瘤不断生长，导致肝包膜受到牵拉而引起疼痛；若肿瘤位于肝脏内部，则多半为隐痛。

（2）黄疸：当肿瘤体积较大或肿瘤在肝脏内多发转移，导致肝脏解毒代谢功能受到较明显的破坏时，就会使得胆红素无法完全清除，引起皮肤、巩膜黄染，同时尿色也会呈深黄色。

（3）全身症状：患者可能出现食欲不振、厌油、全身乏力等表现；此外，由于肿瘤不断消耗身体营养物质，患者可能出现进行性体重减轻、消瘦。

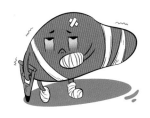

- ● 肝区疼痛
- ● 黄疸
- ● 全身性表现
- ● 肝肿大
- ● 肝硬化征象
- ● 转移灶症状

肝癌的检查方式

最常用于肝癌的血液学检查为甲胎蛋白（AFP），即肝癌的肿瘤标志物。典型的肝细胞癌多表现为 AFP 明显升高，当发现 AFP 升高后，应进一步检查，明确肝脏有无病变。B 超是最便捷的排查肝癌的方法，但其敏感性及准确率不如 CT 和 MRI。

怀疑肝癌的患者,影像学检查首选增强 CT 或 MRI 来明确诊断。其中 MRI 软组织分辨率较高,有时可发现体积较小的肿瘤病灶,提高肝癌的早期诊断率。

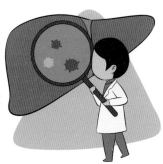

B超
CT
MRI
肿瘤指标

肝癌的放疗

肝癌的治疗方式有很多种,包括手术、介入、放疗、靶向治疗、免疫治疗等。

手术是治疗任何一种肿瘤首先想到的方法,但手术并不适合于所有的肝癌。根据目前的治疗指南,手术仅适用于一般状况及肝功能较好、肿瘤范围比较局限的患者。

介入治疗的原理是通过专门的"针"在肿瘤内插入电极产生高温,或者通过导管注射化疗药物或酒精,从而达到"烫死""毒死""醉死"肿瘤的目的。

药物治疗通过静脉给药、口服和介入动脉给药的方式将药物输入人体或直接输入肿瘤当中,以此来杀灭肿瘤、抑制癌细胞的扩散和转移,控制病情发展、延长生存期。

对于肝癌的治疗而言,一般单一治疗很难达到较好的疗效,因此常需要联合多种治疗方法,或在不断复查及持续监测过程中调整治疗方案,才能使患者获益最大。

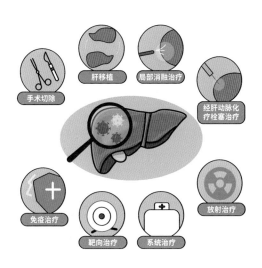

　　放射治疗在肝癌治疗中扮演着非常重要的角色,并不如传统观念认为的放疗只适用于晚期肿瘤。随着放疗技术的快速发展,很多不能手术或不愿接受手术的早期肝癌患者采用根治性精准放疗可取得与手术相当的效果,并且对肝脏损伤较小。精准放疗无须麻醉、无须缝合伤口,对于身体虚弱,有基础性疾病的肝癌患者来说,放疗是一种非常合适的选择。另外,对于晚期肝癌静脉癌栓、转移性疾病,放疗也能起到减缓症状、提高患者生存质量的作用。

　　提到肝癌的放疗,就不能不说早期肝癌的必杀神器——立体定向放射治疗(SBRT)。在肺癌一节中,我们已经认识过该"神器"了,这里不再赘述。目前的临床研究显示,只采用SBRT法治疗早期肝癌的效果与单纯手术治疗类似。因此,

SBRT 可作为无法手术的早期肝癌患者较优的治疗方法。对于其他治疗失败后致肿瘤复发或者对于经肝动脉化疗栓塞术（TACE）疗效欠佳的患者，SBRT 可作为补救性治疗措施。

下图为一例经过 SBRT 后的早期肝癌患者的 MRI 图像。患者为 70 岁女性，有肝癌家族史，体检发现肝脏占位，穿刺病理证实为肝细胞癌。由于其存在尿毒症、糖尿病、心脏病等多种基础疾病，不适合手术，所以接受了 SBRT 根治性放疗。左图为放疗前图像，红圈内为肿瘤，直径为 3 厘米，右图为放疗后 1 年，原部位的肿瘤已消失，放疗区域仅存在小范围的疤痕。

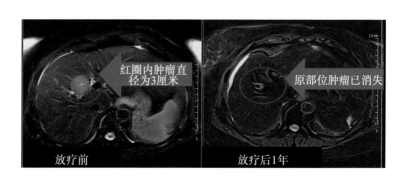

肝癌放疗与其他肿瘤放疗一样，"七大步"一步都不能少。放疗效果虽好，但也不可避免地对肿瘤周围的肝组织造成损伤。因此，放疗期间，应密切注意是否出现肝区不适、隐痛、食欲减退、厌油等，必要时可以配合肝功能检查。此外，若肝脏肿瘤紧邻胃肠道，除了放射性肝损伤外，放射性胃肠道损伤也是较常见的不良反应。患者可能出现上腹部隐痛、恶心、消化不良、腹胀等，极个别严重者可能出现胃肠道出血，表现为呕血、黑便等。因此，一旦出现比较严重的不良反应，必须及时告知医师，以便及时积极地对症治疗。就饮食而言,放疗期间应注意患者饮食清淡,以高蛋白、低脂肪、易消化的饮食为主。

放疗结束后患者应定期复查,检查内容包括毒副反应监测和病情监测。一般在放疗结束后 1 周和 1 个月内,必须复查血常规和肝功能,明确是否出现放疗不良反应。此外,就病情监测而言,一般在放疗结束后 3 个月内,需要复查影像学检查和AFP,以便评估疗效。

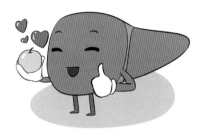

肝癌放疗注意事项
营养均衡
放松心情
谨遵医嘱
定期复查

 胰腺癌

胰腺位于上腹部,为人体"第二大腺体",是消化作用最强的器官,具有外分泌和内分泌两大功能。胰腺癌是一种发病隐匿、极为凶险、高度恶性的消化道肿瘤。在我国,胰腺癌的发病率呈逐年上升趋势,并且胰腺癌转移早、预后差、病死率高,因此被称为"癌中之王"。近年来,随着医疗水平的发展,胰腺癌的诊治也取得了一定进展,尤其是各种治疗手段的综合应用,明显改善了胰腺癌的预后。因此,我们需要重新认识这一疾病,不要仅仅恐惧胰腺癌,而应从科学的角度去认识它、重视它。

胰腺癌的发病原因

胰腺癌的发病原因目前尚未明确。但通过人群调查等相关的临床研究可知,胰腺癌的发生与发展可能与以下一些危险因素密切相关。

(1)吸烟。吸烟是众多肿瘤致病的重要危险因素。即使已经戒烟,胰腺癌的患病风险仍较高。研究表明,未戒烟的人群患胰腺癌风险比不吸烟的人群患胰腺癌风险高 2.2 倍;而已戒烟 10 年或大于 10 年的人群患胰腺癌风险比不吸烟的人群患胰腺癌风险分别高 1.64 倍和 1.12 倍。

(2)糖尿病。糖尿病的发病机制主要是胰腺分泌胰岛素功能减退或利用胰岛素障碍。因此,糖尿病与胰腺炎、胰腺癌有着错综复杂的联系。研究表明,糖尿病病程小于 3 年和大于 10 年的人群患胰腺癌风险比无糖尿病的人群患胰腺癌风险分别高 1.15 倍和 7.94 倍。

(3)肥胖:研究表明,BMI(身体质量指数)>35 的人群患胰腺癌风险比 BMI<25 的人群患胰腺癌风险高 1.55 倍。

(4)酗酒:长期酗酒不仅容易导致肝硬化,有进一步发生肝癌的风险,也可增加胰腺癌的发病率。研究提示,长期酗酒的人群患胰腺癌风险比无酗酒的人群患胰腺癌风险高 1.46 倍。

(5)胰腺炎:胰腺炎,尤其是反复发作或持续性胰腺炎,也是引发胰腺癌的危险因素。研究表明,大于 2 年病程的胰腺炎患者患胰腺癌风险比无胰腺炎的人群患胰腺癌风险高 2.71 倍。

（6）遗传因素：虽然胰腺癌可能更多地受到外界环境因素的影响，但遗传因素也不容忽视。家族中有亲属患胰腺癌人群的风险比无亲属患胰腺癌人群的风险高 6.79 倍。

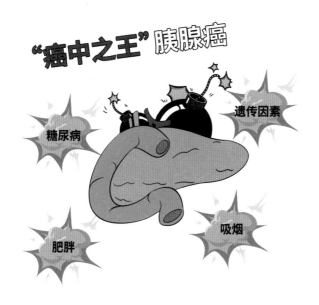

胰腺癌的临床症状

通常，早期胰腺癌没有任何特异性症状，甚至有些患者是在体检时发现胰腺有肿块或肿瘤标志物指标升高，才进而确诊胰腺癌。一般而言，胰腺癌的临床症状取决于肿瘤的位置、大小、有无转移灶，以及是否侵犯周围的器官等。最常见的症状主要有如下几种。

（1）腹痛：早期胰腺癌可表现为上腹部不适伴轻度隐痛。

后期症状加重,可出现中上腹部阵发性刺痛或钝痛,可同时放射至腰背部,弯腰屈膝可缓解,这是胰腺癌典型的疼痛表现。

(2)皮肤巩膜黄染(黄疸):由于肿瘤压迫胆总管,导致胆汁引流不畅,因此患者可出现皮肤、巩膜黄染、小便可呈深黄色、粪便颜色会变浅,典型表现为出现白陶土样大便。

(3)腹泻:肿瘤侵犯血管旁的神经,导致自主神经功能紊乱,从而出现腹泻。此外,如果肿瘤破坏了胰腺的外分泌功能,使胰腺无法正常分泌消化酶参与食物的消化,可出现脂肪泻,由于脂肪密度小于水,因此可在大便上看到漂浮的油滴。

(4)消瘦:肿瘤生长大量消耗体内营养物质,有时可在短时间内体重明显减轻,这时需要引起高度的警惕。

(5)呕血、黑便:肿瘤侵犯或压迫胃或食管引流的静脉,导致静脉回流不畅,出现静脉破裂出血,若出血量较大,可表现为呕血伴黑便;若出血量较小,可仅表现为黑便或粪便检查提示粪隐血阳性。

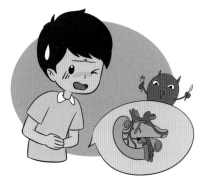

胰腺癌三大症状(不明原因腹痛、消瘦、黄疸)

胰腺癌的检查方式

一般而言,在怀疑有胰腺癌的情况下,通常可先行肿瘤标志物检查,如 CA19-9(糖类抗原 19-9)、CEA(癌胚抗原)等,以及 B 超进行初步筛查和评估。若高度怀疑胰腺癌,可进一步进行增强 CT 或增强 MRI 检查来明确胰腺是否有肿块,以及肿块与周围邻近器官、血管的关系,是否有淋巴结转移等。此外,根据患者的病情,若需要对患者全身进行评估,即判断肿瘤有无转移,可进行 PET-CT 检查,这样可全面地了解肿瘤的情况,进而更好地制订治疗方案。

当然这些检查只是能够作为临床诊断的辅助检查,明确诊断则需要进行病理穿刺活检。活检主要通过经内镜逆行性胰胆管造影术(ERCP)或者超声内镜引导下的细针抽吸活检技术来完成。简单来说,操作过程就是从口中置入与胃镜相似的内镜,通过内镜找到肿块,完成穿刺。

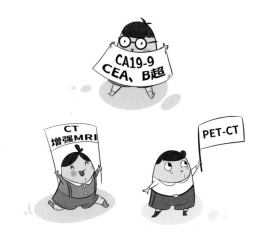

胰腺癌放疗

胰腺癌的治疗方案是根据其分期来决定的。对于可切除胰腺癌，同时患者一般状况较好时，可首选手术治疗。对于临界可切除或局部晚期的胰腺癌患者而言，可考虑首先进行放化疗或化疗，从而降低肿瘤负荷，使临界可切除或局部晚期胰腺癌降期至可切除胰腺癌，此后再进行手术，可提高手术的切除率，降低手术并发症的发生率和术后复发率。

目前，在我国，放疗一般用于无法切除胰腺癌或术后复发胰腺癌的治疗。由于胰腺癌的治疗模式一般为联合多种治疗方法，其治疗效果也应根据患者的实际治疗情况综合评判。此外，放疗除了可以局部控制肿瘤进展，若因肿瘤侵犯神经，出现明显的疼痛症状，放疗比化疗可以有效地缓解疼痛，缓解率约为80％。

下图为一例接受放射治疗的胰腺癌患者的 PET - CT 图像。该患者为 61 岁男性，因为腰背部酸痛至医院就诊，腹部 PET - CT 发现高代谢胰腺肿块（左图白圈处为肿瘤所在位置，图像亮度代表肿瘤活性），直径为 7 厘米左右，穿刺病理明确为胰腺癌，因基础疾病较多，不耐受手术，给予放射治疗，放疗后疼痛明显缓解，结束放疗 1 年后复查，肿瘤明显缩小，PET - CT 影像显示糖代谢降低[①]（右图白圈处，直径为 2 厘米）。

由于胰腺肿瘤位置与胃肠道更接近，尤其是胰腺癌术后复发的患者，复发病灶的位置可能与肠道紧密相贴，因此与其他肿瘤相比，发生胃肠道的放疗毒副反应的风险更高。若在治疗期

---

① 肿瘤糖代谢降低表明肿瘤活性减弱。

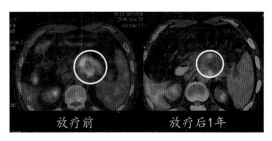

一例胰腺癌患者放疗前后 PET‐CT 对比

间出现轻度的恶心、上腹部不适或隐痛等，在未影响生活、饮食、睡眠的情况下，可暂时不需要治疗，一般在治疗结束后，症状可自行缓解。但若出现明显的症状，则需要及时就诊，并向放疗科医师汇报情况，医师会根据病情予以相关的治疗，必要时可能会暂停放疗。

就放疗期间饮食而言，由于胰腺癌患者的消化功能可能欠佳或食欲减退，因此可进食一些容易消化和能够提高食欲的食物，避免油腻、刺激性食物。同时，若患者食欲不振，可考虑少食多餐。

放疗结束后最主要的观察指标还是是否有消化道不适症

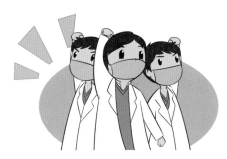

状：如是否出现腹痛、腹泻，大便是否有黏液或渗液排出，以及是否便血等。若出现一些比较明显的不适症状，需要及时就诊放疗科，进行必要的治疗。同时，由于胰腺癌治疗模式一般需要联合多种治疗方法，因此在放疗结束后，需要进行其他系统治疗，如化疗等。建议患者在放疗结束后，可再次就诊放疗科或肿瘤科，根据医师指导，制订化疗方案。

 ## 直肠癌

结直肠癌是消化道肿瘤中最常见的恶性肿瘤，其发病率和病死率均位居全球前列。根据国家癌症中心 2022 年发布的我国恶性肿瘤数据显示，结直肠癌的发病率和病死率占所有肿瘤的 10％和 8.1％，分别位居第二位和第四位，并且其发病率逐年增加。直肠是肠癌常见好发区域，绝大多数患者的发病年龄在 40 岁以上。

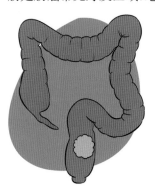

随着我国人民生活水平的不断提高，定期体检得到越来越多的重视，统计出的发病年龄有所提前，发病率不断增高，男性患者居多，其发病率是女性的 2～3 倍。那么直肠癌的病因有哪些？临床症状又如何？治疗手段有哪些？放疗在其中发挥着什么重要作用呢？下面将详细介绍。

直肠癌的发病原因

直肠癌的病因目前仍不十分清楚，其发病与社会环境、饮食习惯、遗传因素等有关。40 岁以上且符合以下任意一项者应列为高危人群,需要高度警惕直肠癌的发生。

(1) 一级亲属有结直肠癌史者。

(2) 有癌症史或肠道腺瘤或息肉史。

(3) 大便隐血试验阳性者。

(4) 以下 5 种表现至少出现 2 项:黏液血便、慢性腹泻、慢性便秘、慢性阑尾炎史及精神创伤史。

直肠癌的高危人群,一定要注意定期检查,警惕直肠癌的发生,一旦出现直肠癌的早期症状,必须及时就医确认并采取正规的治疗。那么直肠癌有哪些症状呢?

直肠癌的临床症状

直肠癌的症状与肿瘤大小、位置有明显的关系,代表性的临床表现为便血、大便习惯和性状的改变。

(1) 便血:由于肿瘤的血供比较丰富,并且质地脆弱,便血一般为较早出现的症状,但是容易被误以为痔疮,耽误病情,其实直肠癌的便血与痔疮的便血是可以区分的。痔疮引起的便血是肛门的血管团曲张所致,一般是在排便时出血,血色鲜红,排便完血自行停止。直肠癌的出血一般是肠腔内肿瘤的慢性出血,肿瘤破溃面附有大便继发感染,造成炎性渗出液增多,表现则是大便带血,很多情况下同时混有黏液或脓液,这种血的颜色比痔疮出血颜色要暗一些。

(2) 大便习惯和性状的改变:直肠癌生长到一定程度时会造成肠腔狭窄,出现排便习惯改变,比如大便逐渐变细,次数增多,腹泻与便秘交替出现,晚期则有排便梗阻、消瘦甚至恶病质。

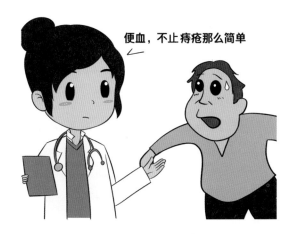

便血，不止痔疮那么简单

直肠癌的检查方法

早期直肠癌治疗后 5 年生存率超过 95%，甚至可以完全治愈。但目前我国早期直肠癌的诊断率低于 10%，85% 以上的直肠癌发现即为晚期，5 年生存率不到 40%。那么，该做哪些检查以在早期发现直肠癌呢？

（1）直肠指检：直肠指检，也叫肛诊，是诊断直肠癌的必要检查步骤。医师用一根手指伸进患者肛门进行触摸，不需要任何辅助设备，是一种简便易行却非常重要的临床检查方法，被戏称为"一指神功"，能排除 80% 的直肠癌。

（2）粪便隐血：大便中的血液可能是息肉、癌症或其他疾病的征兆，直肠癌早期的便血肉眼并不能察觉，此种检查是将一小块大便样本放在一张特殊的卡片或一个特殊的容器里，然后返回实验室进行测试。此方法简便易行，是最常规的直肠癌筛查方式。

（3）肠镜：肠镜检查就是通过肛门插入一根软管，通过软管前端的"摄像头"可以查看整个大肠的状况，肠镜前端还有可以放置操作器械的通道，从而能够在肠镜下钳取组织做病理检查，甚至进行切除病变等操作，是诊断直肠癌最不可替代的"金标准"！另外，约95％的肠癌是由肠息肉演变而来的，尤其是家族性多发性肠息肉病，肠镜不仅可以发现息肉，并能顺便切除，这样息肉就失去了癌变的机会。

（4）影像学检查：盆腔磁共振和CT是最常用的影像学检查方法，可以了解肿瘤的部位与周围邻近结构的关系，以及其他部位有无转移。

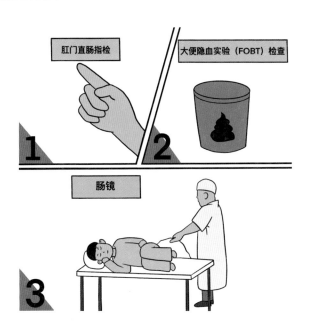

直肠癌的放疗

　　直肠癌治疗前需要对其进行完整分期,根据不同分期选择不同的治疗方案。外科手术切除能够最大程度为患者提供治愈的可能性,但直肠癌的治疗需要多学科、多手段的共同努力以使患者获得更好的治疗效果。对早期直肠癌患者可通过经肛局部切除让患者得以治愈,放疗作为临床常规的治疗方法可应用于不同分期的直肠癌,根据直肠癌放疗与手术进行的先后顺序,可分为术前放疗、术中放疗、术后放疗。术前放疗可有效缩小肿瘤,降低肿瘤分期,提高根治手术的切除率,降低复发风险。术中放疗是指,手术过程中对术区进行放疗以达到对残余肿瘤细胞的杀灭作用。术后放疗用于术后病理提示手术不能完整切除或者肿瘤分期比较晚、有淋巴结转移的患者,放疗以后可以减少肿瘤的复发。对无法手术和发生多处转移的直肠癌患者,放射治疗可有效地缓解患者的临床症状,减轻其痛苦,提高其生存质

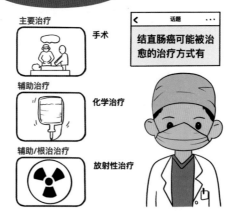

量。放疗期间口服化疗药物可起到放疗增敏的作用,获得更好的疗效。

那么直肠癌放疗的工作又是如何进行的呢？没错,还是要"七步走"。不同的是,直肠癌患者需要在定位前提前 1 小时排空膀胱,并饮水 500～1 000 毫升,目的是充分充盈膀胱,避免小肠落入盆腔,减轻肠道反应。在复位及每次放疗时均采用同样标准使膀胱充盈。体位及固定方式一般采取仰卧位真空塑形垫固定,或俯卧位采取有孔腹板固定。

尽管当前放疗技术已经非常先进,直肠癌的放射治疗仍然难以避免出现放疗相关不良反应,主要包括以下几种。

（1）肠道不良反应:部分直肠癌患者在治疗前可能就已有里急后重、大便次数增多的表现,在治疗初期症状会稍缓解。但由于肠道受到一定剂量的照射后会导致肠黏膜出现不同程度的充血、水肿、糜烂等,可能会出现放射性直肠炎症,临床上表现为腹痛、腹泻等,肿瘤及周边组织黏膜肿胀引起排便不尽感。这种反应在常规放疗 2～3 周以后表现明显,肿瘤位置靠近肛门的患者,这种症状可能会出现得更早,更明显。

（2）泌尿系统的不良反应:部分患者可能会出现放射性膀胱炎症及放射性尿路炎症,表现为排尿困难、尿频、尿急、尿痛甚至血尿(非常少见)等。尤其对于年龄较大的男性患者,如果原本有前列腺肥大等问题存在,尿路炎症的表现会更加明显。治疗期间建议多饮水,症状持续者应求助医师。

（3）皮肤不良反应:皮肤的急性反应可能表现为皮肤瘙痒、色素加深、滤泡样红斑、脱皮、水肿等。对于照射范围涉及肛门及会阴部的患者,照射区域的皮肤会出现色素沉着、脱屑、糜烂等。患者在每次大便后都需要温水冲洗肛门周围皮肤,并且用冷风吹干,保持照射区皮肤清洁干燥,尤其是肛周皮肤。大部分患者只会出现轻度的色素沉着和红肿,放疗后 1～3 个月皮肤红肿和色素沉着会逐渐消退。如果出现了湿性脱皮,就需要求助医师,使用药物处理,帮助皮肤修复,并且预防可能的感染。

总之,在直肠癌放疗过程中,患者应该充分了解直肠癌放疗效果及相关的不良反应,保持良好的心态及良好生活习惯,规律饮食,重视放疗期间的治疗要求及日常护理,理性对待不良反应的发生,并及时与医师沟通及时处理,才能顺利地完成直肠癌的放疗。放疗结束后应尽快至专科医师处就诊,进一步治疗。

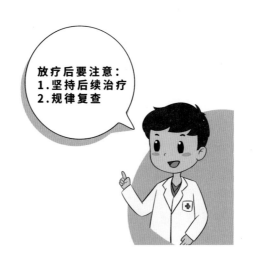

放疗后要注意:
1.坚持后续治疗
2.规律复查

 宫颈癌

梅艳芳,想必大家都不陌生,她的歌曲《女人花》《亲密爱人》《一生爱你千百回》等被广为传唱。然而,这样一位风华绝代的女人却没能逃脱宫颈癌的"魔掌",在大好年华告别了这个世界，年仅 40 岁。作为子宫颈的天敌,宫颈癌到底是一种怎样的疾病呢?

宫颈位于宫体下方,是横在子宫和阴道间的一道"关卡",它能阻止病原体进入子宫。宫颈癌居于女性恶性生殖系统肿瘤的第二位,全世界每年约有 50 万新发病例,每年约有 26 万人死于宫颈癌。80% 以上的病例发生于发展中国家。在我国,每年新发病例约 13 万,死亡人数超 5 万,约占全部女性恶性肿瘤死亡人数的 18%,严重威胁女性生命健康。那么宫颈癌的形成与哪些因素有关? 如何发现? 怎么治疗呢? 下面来认识一下这位"红颜杀手"。

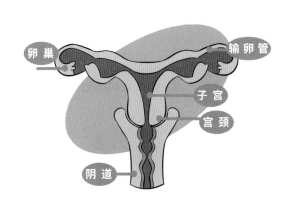

宫颈癌的发病原因

目前研究证实,宫颈癌主要与以下几个方面因素有关。

(1) HPV 病毒(人乳头瘤病毒)的持续感染:90% 以上的宫颈癌患者伴有高危型 HPV 病毒感染,HPV 病毒有多种类型,其中,16 型和 18 型 HPV 病毒阳性与宫颈癌的相关度最高,然而单纯感染 HPV 不一定会发生宫颈癌,HPV 持续感染才是宫颈病变发展为宫颈癌的必要条件。幸运的是,目前已有 HPV 疫苗临床应用于预防感染,以期降低宫颈癌的发生概率。防治宫颈癌的关键在于预防 HPV 感染,定期进行妇科检查,及时发现和治疗宫颈癌前病变,终止其向宫颈癌的发展。如能落实防治措施,宫颈癌的治愈率很高。

（2）性生活不当:18 岁以下的女性的宫颈发育尚未完全成熟,如果过早进行性生活,容易增加对致癌因素的敏感度,增加患宫颈癌的概率。

（3）其他因素:多次妊娠、长期口服避孕药、吸烟、免疫力降低也会增加宫颈癌的发病风险。

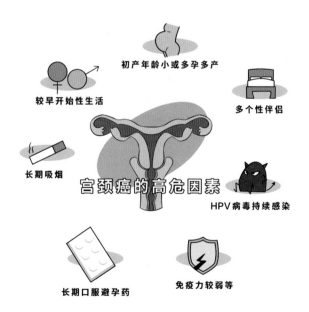

宫颈癌的临床症状

阴道出血是最常见的症状,绝经后的阴道出血更应该引起重视。开始时常表现为接触后出血,量少可自行停止,部分年轻患者可能在性生活后、妇科检查后、便后出现阴道出血现象,这也可能是宫颈癌的早期信号。随着病情的进展,出现无规律地非接触性阴道出血。若肿块表面破溃或者侵袭大血管可出现流血不止甚至大量出血。80%的宫颈癌患者都有白带增多的症状,起初为黏液状,后可呈米汤样混有血液,当癌组织破溃感染时,分泌物可为脓性,伴恶臭。晚期肿块继续增大,侵犯肠道、膀胱、尿道等,可能会出现尿痛、血尿、便血等不适。

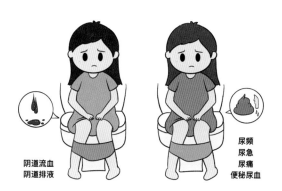

阴道流血
阴道排液

尿频
尿急
尿痛
便秘尿血

宫颈癌的检查方式

如何早期发现宫颈癌呢？主要检测途径包括宫颈细胞学检查(TCT 检查)和 HPV 检测。检查的方式是把锥形小头的刷子伸到宫颈口里面,在宫颈表面进行旋转刷取宫颈脱落的分泌物进行检测,能发现宫颈细胞异常和是否有 HPV 病毒的感染,该检查还能早期发现宫颈癌,从而达到早诊断、早治疗的目的。

2012年美国癌症协会、美国阴道镜及宫颈病理学协会、美国临床病理协会推荐的宫颈癌筛查指南有以下几个要点:宫颈癌筛查的起始年龄为≥21岁;21～29岁的有性经历的女性每3年做一次 TCT 检查;30～65岁的女性每3年做一次 TCT 检查,每5年做一次 TCT＋HPV 联合检查。值得注意的是,即使接种了 HPV 疫苗,仍需要进行宫颈癌筛查。

TCT 检查异常者根据需要进行阴道镜检查,阴道镜发现异常病变组织时需要进行活检,以病理检查结果作为诊断的"金标准"。确诊宫颈癌后,应按照医师的建议,根据具体情况,完善全身检查,评估肿瘤的分期。盆腔 MRI 可以明确肿瘤有没有侵犯周围的组织,比如膀胱、直肠、尿道等,同时可以显示有无增大的淋巴结,盆腔器官以软组织为主,MRI 比 CT 在显示病变方面更有优势。肿瘤标志物,如鳞状细胞癌抗原(SCC)、癌胚抗原

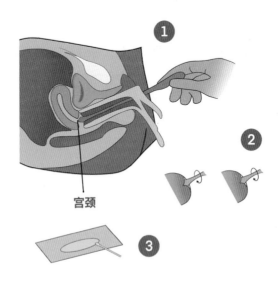

宫颈

漫话肿瘤放疗

(CEA)，可作为宫颈癌治疗后病情监测的指标。

宫颈癌的放疗

宫颈癌的治疗离不开手术、放疗、化疗、生物靶向及免疫治疗等，综合治疗是肿瘤患者的主要选择方向，要根据肿瘤分期的早晚及患者自身情况选择恰当的治疗策略。手术治疗主要适用于年轻的、有保留生育能力愿望的宫颈癌患者，根据患者的需求及病情采用不同的手术方式。

放疗是宫颈癌的主要治疗手段，各期均可使用，适用范围广，宫颈癌的放疗可分为"内放疗"和"外放疗"。"外放疗"即常规的体外放射治疗；由于女性特殊的生理构造，有一条与外界自然相通的阴道的存在，"内放疗"正是利用这一天然的有利条件，将放射源放入人体的天然管腔内，近距离照射宫颈癌的原发区域，以达到更高的放射剂量，同时还能降低对正常组织的损伤。"外放疗"与"内放疗"的合理配合是宫颈癌放疗成功的关键，根据每位患者的具体情况来选择最适宜的搭配。

根据目的放疗可分为辅助放疗、根治性放疗及姑息性放疗。对于术后有复发高危因素的患者，需要进行术后放疗，以降低复发风险。有些患者如果存在切缘阳性等情况，单纯的体外放疗是不够的，需要联合体内放疗。对于早期患者，手术与放疗的治疗效果相当，可以达到根治目的。而对于不能手术切除的中晚期患者，放疗则是首选治疗方案，一般需要同时联合化疗，提高放疗效果。对于晚期宫颈癌患者，放疗可以达到缩小肿瘤、止血、止痛、延长生存期的目的。

下图为一例70岁局部晚期宫颈癌患者放化疗前后的MRI图像，红圈内为肿瘤所在位置。左图为放疗前，肿瘤直径为5厘米，就诊时患者持续阴道出血，经过评估已经错过了手术时机，实施了根治性同步放化疗，右图为放化疗结束后1个月的图像，可以看到肿瘤完全退缩，阴道出血也停止了。

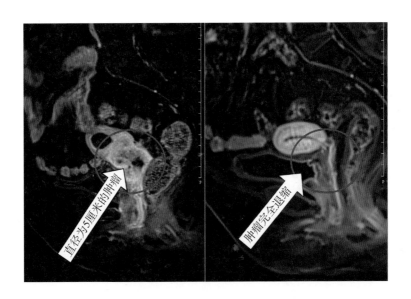

宫颈癌的放疗怎么做？有哪些不良反应呢？宫颈癌的放疗流程与直肠癌相似，整个放射治疗时间较长，盆腔外照射为5周时间，如增加5～7次内照射，又需要额外增加2～3周时间，所以更需要注意不良反应。宫颈在膀胱和直肠之间，所以宫颈癌放疗最大的不良反应就是可能会影响大便（如腹泻里急后重）和小便（如尿频、尿急）。所以，放疗期间预防肠道和膀胱的不良反应尤为重要。做好饮食控制，建议患者以清淡饮食为主，日常饮食以容易消化并保证营养为原则；如果发生腹泻，也可以酌情给予止泻药和益生菌，可以达到调节肠道功能的效果。另外，平时多饮水也可对膀胱起到灌洗作用,以减少炎症刺激对膀胱的伤害。治疗结束后应及时就诊,咨询医师后续治疗和复查事宜。

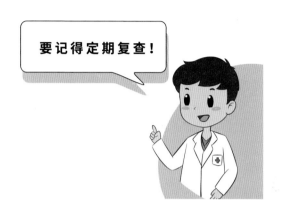

 ## 子宫内膜癌

在上一节,我们已经了解了宫颈癌的相关知识,子宫内膜癌同属于女性生殖系统的恶性肿瘤,它与宫颈癌一样吗?

女性子宫呈扁梨形、倒锥体样,可分为三大部分,即宫底、宫体与宫颈,宫颈癌在子宫下端、宫颈口处开始发病,而本节的主角子宫内膜癌是起源于子宫腔内上皮组织的恶性肿瘤,虽然都是生长在同一个器官上的恶性肿瘤,还是有不太一样的地方。子宫内膜癌高发于 $50\sim65$ 岁人群,随着人口老龄化的加重和肥胖率的增高,近年来发病率有逐年上升的趋势。据 2022 年国家癌症中心统计,在女性患癌人群中,子宫内膜癌的发病占比为 3.9% ,病死人数占比为 1.9% 。下面我们就来看看子宫内膜癌与宫颈癌有哪些不一样吧。

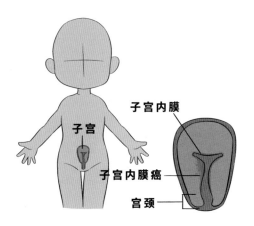

子宫内膜癌的发病原因

宫颈癌的发生在很大程度上与高危型 HPV 病毒持续性感染相关,而子宫内膜癌很少见到此种现象,临床观察发现,在子宫内膜癌发生人群中,肥胖、高血压、糖尿病多见,它们也被称为"子宫内膜癌三联征"。究其原因,这种现象与雌孕激素直接相关。

女性的月经实际上是由子宫内膜的周期性脱落造成的,子宫内膜的周期性变化与雌孕激素有很大关系。正常情况下,女性雌孕激素两者保持动态平衡状态,若一方不守规矩,子宫内膜细胞增生无法得到控制,就会增加患子宫内膜癌的风险。日常生活中服用含雌激素的食品、肥胖、高血压、高血脂、糖尿病、不孕不育、绝经延迟等都会导致女性体内雌激素升高,子宫内膜长期暴露于雌激素刺激下,患癌风险也随之增加。瑞典一项大型研究发现,身体质量指数(BMI)每增加一个单位,患子宫内膜癌的风险就增加 9%,BMI 超过 34 的女性,患癌风险增加至低

BMI 人群的 5 倍。另外，大部分子宫内膜癌为散发、无遗传性，但约有 5％ 具有遗传性，最常见的是林奇综合征（Lynch 综合征），这是一种基因突变引起的遗传病，患病者多较年轻，患病者孕育前应前往专门的遗传门诊进行咨询。

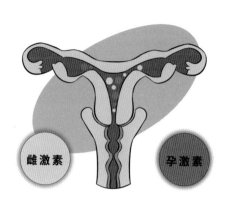

子宫内膜癌的临床症状

与其他肿瘤相似，子宫内膜癌早期并无明显症状，仅在妇科检查时偶然发现，子宫内膜癌主要发生于绝经后妇女，因此最常见的症状为围绝经期或绝经后出血，常为少量至中等量出血，很少为大量出血。很多人误认为是月经不调而忽视，对于此种表现一定要引起重视，及时就医，明确病因。少数患者以阴道排液为首发症状，初期可仅有少量血性白带，后期发生感染、坏死时则有大量恶臭的脓血样液体排出。癌灶和其引发的出血或感染可刺激子宫收缩，引起下腹疼痛。若癌组织侵蚀宫旁组织、膀胱、直肠或压迫其他器官也可引起疼痛，此时疼痛往往呈顽固性和进行性加重，难以缓解。

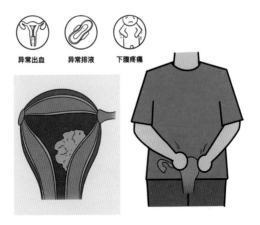

异常出血　　异常排液　　下腹疼痛

子宫内膜癌检查方式

　　子宫内膜癌可以像宫颈癌、乳腺癌一样通过常规筛查发现吗？其实子宫内膜癌的筛查与乳腺癌、宫颈癌不同，其筛查人群并非面向所有妇女，而是针对高危人群，如有高血压、糖尿病、有家族遗传史、月经不规律、多囊卵巢综合征、不孕不育等情况的人群。建议这类高危人群应隔年进行筛查，通过经阴道彩超了解子宫内膜厚度，此为诊断子宫内膜癌最常规的检查，也是初步筛查的方法。组织学检查为分段刮取子宫内膜，先刮取颈管内膜组织，然后刮取子宫内膜组织，是确诊子宫内膜癌最常用、最有价值的方法。不仅可以明确是否为癌，是否危害到宫颈管，还可以鉴别子宫内膜癌和子宫颈腺癌，同时起到止血的作用。一旦确诊是恶性，盆腔 B 超、CT、MRI 检查对判断肿瘤大小、侵犯深度、淋巴结转移情况均有参照价值，有利于外科进行肿瘤分期。

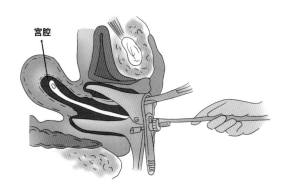

宫腔

子宫内膜癌的放疗

　　子宫内膜癌的治疗原则应根据临床分期、病理类型、患者全身情况等因素综合考虑决定。子宫内膜癌治疗以手术为主，放疗和化疗是常用的辅助治疗方式。对于激素敏感型子宫内膜癌且符合保留生育功能条件的患者，可以选择激素治疗。化疗很少单独应用于子宫内膜癌的治疗，多用于复发病例或是具有复发高危因素的术后患者。放疗主要用于子宫内膜癌的术后辅助治疗。对于不适合手术的各期子宫内膜癌的患者，也可选择放疗，包括体外照射和（或）近距离腔内照射。子宫内膜癌的放疗流程、不良反应及注意事项与上一节宫颈癌相同，此节不再赘述。

💊 前列腺癌

　　前列腺是男性特有的一个器官，位于盆腔深处，能够产生前列腺液，前列腺液是精液的主要组成部分，对生育有非常重要的作用。而前列腺癌便是发生于前列腺上皮的一种恶性肿瘤,是我国泌尿系统肿瘤中发病率最高的肿瘤,特别是在沿海发达地区,其发病率接近欧美,成为前列腺癌发病的重灾区。由于前列腺癌是一种进展非常缓慢的癌症,在疾病早期阶段,症状并不明显,一旦前列腺癌开始快速生长或扩散到前列腺外,病情就比较严重了,治疗效果也会大打折扣,因此也称之为老年男性的"隐秘杀手"。那么如何发现这位杀手? 放疗又是怎样发挥作用的呢?

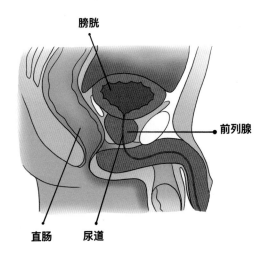

膀胱

前列腺

直肠　　尿道

前列腺癌的发病原因

　　前列腺癌的发病原因尚未明确,在引起前列腺癌的高发因素中,年龄、种族、生活方式改变、家族遗传等因素影响较大。其中年龄是最主要的危险因素,前列腺癌的发病率随年龄而增长,年龄越大发病率越高,高发年龄为 65～80 岁,青壮年前列腺癌的发生率非常低。另外,家族遗传也是前列腺癌发病的一个相关因素。研究表明,1 位直系亲属(兄弟或父亲)患有前列腺癌,其本人患前列腺癌的风险会增加 1 倍以上;2 位或 2 位以上直系亲属患前列腺癌,相对风险会增加 5~11 倍。需要注意的是,这里的遗传只是说患病率会增加,并不代表前列腺癌为遗传性疾病,切勿混淆。

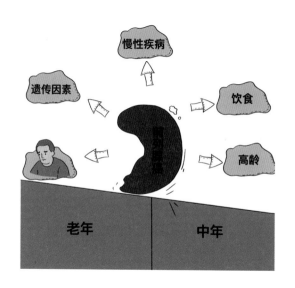

前列腺癌的临床症状

前列腺毗邻尿道、膀胱、直肠,这些部位受到肿瘤压迫或者侵犯就会出现相应的症状。早期前列腺癌因为肿瘤体积较小,通常没有任何症状,而随着肿瘤的不断长大,体积达到一定程度,压迫其包绕的前列腺尿道部,可出现排尿障碍,表现为进行性排尿困难、尿频、尿急、尿不尽等,严重时可出现尿潴留、尿失禁等,这些症状与良性前列腺增生的症状相似,容易被忽视,而延误疾病的早期诊断和治疗。若肿瘤侵犯尿道,可能会出现血尿。而当肿瘤侵犯直肠,则会刺激直肠,导致大便性状改变,可表现为腹痛、腹泻、里急后重,甚至便血。随着前列腺癌的继续发展,肿瘤细胞就会随着血液、淋巴液等向远处转移。前列腺癌最容易转移到骨骼,尤其在脊柱及盆骨最为常见,患者可出现腰背部酸痛,严重者可能出现病理性骨折,甚至发生脊髓损伤,而出现下肢瘫痪。

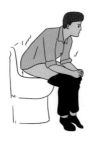

高度怀疑前列腺癌的症状表现

排尿困难

血尿

骨痛

前列腺癌的检查方式

说到前列腺癌,就不得不提前列腺特异性抗原(PSA)。此物质是由前列腺分泌的一种蛋白,正常情况下,PSA 仅存在于前列腺中,其他器官发生肿瘤不会引起 PSA 的上升,只有前列腺疾病才会导致 PSA 的上升。当前列腺肿瘤异常生长,破坏前列腺时,该抗原就会大量入血,导致其浓度升高,浓度越高,罹患前列腺癌的可能性就会越大,临床分期也会越晚。PSA 筛查非常简单,通过抽血就可以进行检测。对于年龄大于 50 岁,或有前列腺癌家族史的年龄大于 45 岁的男性,应常规进行 PSA 检测,以早期发现前列腺癌。

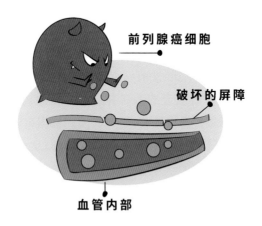

如果 PSA 筛查结果提示"异常",还需要进行核磁共振成像,有结节或异常病灶的患者需要进行前列腺穿刺活检,这是诊断前列腺癌的"金标准"。该检查是在 B 超或 CT 引导下,对前列腺的各个分区,尤其是磁共振检查提示的一些可疑病变的区域,进行穿刺与病理检查,明确诊断。由于前列腺癌最容易出现骨转移,确诊后需要完善骨扫描,排查有无肿瘤骨转移。

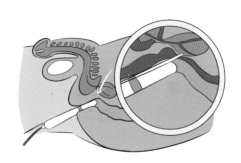

前列腺癌的放疗

前列腺癌的治疗方法有手术、内分泌治疗、放疗、化疗等几种，具体适合哪一种方法主要由肿瘤分期、评分、PSA 水平和患者具体基本情况决定，并且在疾病的不同阶段，每个患者所采取的治疗方式各不相同，可能会涉及上述不同方式的组合。前列腺癌根治性切除术是局限性前列腺癌重要的治疗方法，机器人手术技术的开展使得患者的术后并发症和疗效得到明显的改善。前列腺癌和雄性激素的关系密切，因此根据患者的病情，在一定条件下，可予以去势治疗或抗雄激素治疗，从而抑制肿瘤生长。放疗在前列腺癌的治疗中发挥了重要作用，对于可以手术但因各种原因无法进行手术的患者，根治性放疗可以达到与手术相似的效果，这是此类人群的首选治疗方式。此外，对于术后

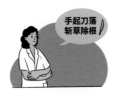

手术治疗

通过微创或者开放
的手术方式清除肿瘤

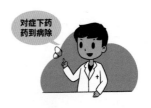

药物治疗

以吃药的或者打针的
形式借助药物消灭肿瘤

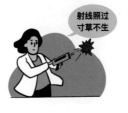

放射治疗

利用射线产生
的电离辐射杀灭肿瘤

漫话肿瘤放疗

病理提示有肿瘤复发的高危因素的患者，可进行术后辅助放疗，进一步巩固疗效，防止肿瘤复发。对于发生转移的晚期前列腺癌患者，放疗又可以作为局部治疗手段，达到缓解症状的目的。

　　前列腺癌放疗采用真空垫固定体位，定位要求与直肠癌类似，定位前需要排空大小便，饮用 200～400 毫升水，并憋尿 0.5～1 小时。同样地，在每次治疗前，均需要重复上述过程，并且保证每次饮用的水量和憋尿时间相同，由于前列腺紧邻膀胱和直肠，上述操作是为了保证膀胱、前列腺、直肠三者位置的相对固定，确保放疗的位置精确性，尽量减少不必要的损伤。

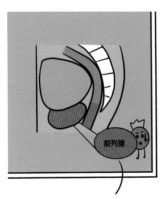

我是射线小战士，红色的前列腺是医师要求我攻击的敌人，周围的老百姓（膀胱、直肠）一定要听指挥，不要越界进入我的攻击区域！！所以定位和放疗前，一定要听医师安排，排空大小便后适量饮水并憋尿。

膀胱充盈过少，结肠和小肠位置接近治疗区域，妨碍治疗，加重肠道反应。

建议：
适当充盈膀胱，是着降低结肠、膀胱受量，提高治疗安全性。

紫色区域是因膀胱充盈不足，结肠部分组织进入治疗范围内。

直肠内粪便未排空或者直肠内胀气，直肠进入靶区，可能导致放射性肠炎甚至直肠出血。

建议：
治疗前排空直肠避免严重的放射性肠炎，提高放疗准确性。

紫色区域是因直肠胀气，导致直肠部分组织进入治疗范围内。

由于前列腺前上方为膀胱，后方为直肠，且盆腔空间狭小，因此前列腺癌放疗最容易引起的不良反应是放射性膀胱炎和放射性直肠炎。放射性膀胱炎主要的临床症状为尿路刺激征，具体表现为尿频、尿急、尿痛，严重者可能会有血尿。一般而言，比较轻微的放射性膀胱炎无须治疗，放疗结束后可自行缓解。放射性直肠炎一般多在放疗结束后出现，主要的临床症状为腹痛、腹泻、便血、里急后重（表现为有便意感，但排出的大便较少），严重者可能出现黏液脓血便。以上症状若比较明显，患者需要及时告知主管医师，及时治疗。放疗期间应多饮水，促进排尿，进食易消化、少渣、少产气的食物，避免多渣、富含膳食纤维的食物。放疗结束后应及时告知主诊医师，继续后续治疗并定期复查。

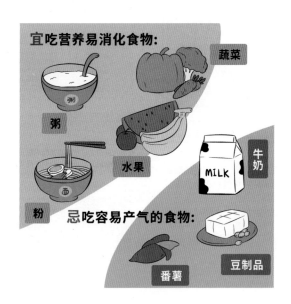

膀胱癌

　　1976 年 1 月 8 日，人民的好总理周恩来病逝，举国沉痛。我们亲爱的周总理的病逝，膀胱癌这个"真凶"要负起主要责任。肾脏产生尿液，通过两根长长的输尿管进入膀胱，膀胱就类似一个水库，起到储存和排出尿液的作用。膀胱癌正是发生在膀胱黏膜上的恶性肿瘤，是泌尿系统最常见的恶性肿瘤之一。

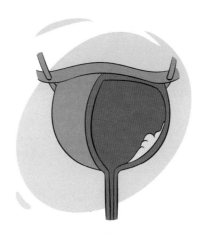

膀胱癌的发病原因

　　膀胱癌的发病原因比较复杂，既有环境等外在因素，也有内在因素。目前可知，膀胱癌的发生与职业接触化学用品和吸烟密切相关。吸烟是最为肯定的致癌因素，有 30％～50％ 的膀胱癌是由吸烟引起的，吸烟量越大，吸烟史越长，发生膀胱癌的危险性越大。另外一个重要的致病危险因素是长期接触工业化学产品,如染料、皮革、橡胶、塑料、油漆、印刷、杀虫剂等,长期接触这类化学物质者,其患膀胱癌的概率会增加,职业因素所导致的膀胱癌患者约占总膀胱癌患者的25%。

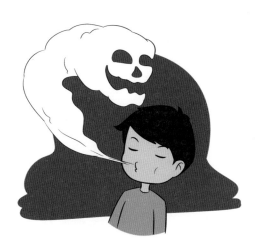

漫话肿瘤放疗

膀胱癌的临床症状

膀胱的主要作用是储存和排出尿液,那么膀胱癌的临床症状也主要体现在排尿方面,大约有90%以上的膀胱癌患者通常表现为无痛性、间歇性、肉眼全程血尿,有时也可为镜下血尿。前者用肉眼即可看出尿呈红色、茶色或洗肉水样;后者肉眼看不出来,只有在显微镜下才能发现尿中有红细胞(正常尿液中是无红细胞的)。血尿可能仅出现1次或持续1天至数天,可自行减轻或停止,患者容易误认为疾病消失而不及时做进一步检查。除了血尿外,肿瘤的长期存在,不断刺激膀胱,也会引起尿频、尿急、尿痛的膀胱刺激三联征,如肿瘤侵及膀胱尿道口会出现排尿困难、尿潴留等症状。

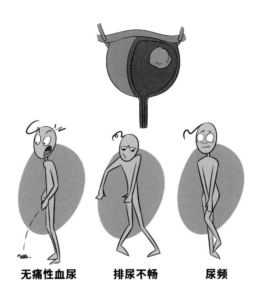

无痛性血尿　　排尿不畅　　尿频

膀胱癌的检查方式

凡 40 岁以上出现不明原因的无痛性肉眼血尿者，都应想到泌尿肿瘤的可能性，必须引起注意，及时就医做进一步的检查。检查方法包括尿常规检查、尿脱落细胞学、尿肿瘤标志物、腹部和盆腔 B 超等检查。根据上述检查结果决定是否进行膀胱镜、静脉尿路造影、盆腔 CT 或（和）盆腔 MRI 等检查明确诊断。其中，膀胱镜检查是诊断膀胱癌的最主要方法，该检查不仅可以在 0°镜直视下观察膀胱内的肿块，同时还可以进行病理活检，以进一步确诊患者是否患膀胱癌。

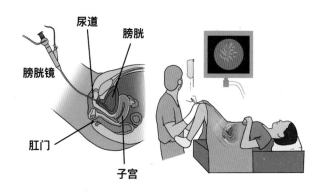

尿道　膀胱

膀胱镜

肛门

子宫

膀胱癌的放疗

　　膀胱癌的治疗方法也是根据肿瘤的分期来决定的,若患者一般情况较好,可耐受手术,应首选手术切除。对于术后手术切缘不净(即有残留肿瘤)或仅进行姑息性手术的患者,有必要进行术后放疗,可以明显地降低肿瘤复发的风险。对于有手术禁忌证或拒绝手术的患者而言,可考虑进行根治性放疗。此外,对于晚期膀胱癌患者,放疗是姑息性减症治疗中重要的治疗措施。放疗可在一定程度上改善血尿、尿频、尿急、排尿困难等症状,提高患者的生活质量。研究表明,经放疗约 90% 的患者可达到减症效果,其中 50% 的患者其症状可完全缓解。

　　由于膀胱是空腔器官,其形态受尿量影响较为明显。因此,若要在放疗定位和每次治疗时维持膀胱的三维空间形态无明显变化,就必须使得膀胱的充盈状态保持在可控范围内。膀胱癌放疗采用真空垫固定体位,在定位时,需要空腹 4～6 小时,排空大小便后,饮水 200～300 毫升,后憋尿半小时或 1 小时,需要特别注意的是饮水量和憋尿时间必须在治疗前定位和每次治疗时保持一致,剩余流程同其他肿瘤放疗相似。

　　膀胱上连肾脏、输尿管,下接尿道,其后方紧邻直肠,上方紧贴小肠,而且膀胱位于空间狭小的盆腔内,因此对于膀胱的放疗,最主要的放疗毒副反应是肠道和泌尿道损伤,可能出现下腹部不适、隐痛、大便性状轻度改变、尿频、尿不尽等症状。一般而言,症状比较轻微,休养数天后可自行缓解,若这些症状比较明显或加重,必须立即就医,咨询放疗科医师,及时接受相关治疗。放疗后最主要的注意事项就是定期随访,随访复查计划及后续治疗方案一般由泌尿外科、放疗科等相关科室医师一起制订,所以患者放疗结束后一定记得门诊就诊,咨询后续治疗及随访事宜。

　　下图为一例94岁膀胱癌患者单纯放疗前后的CT图像,红圈内为肿瘤所在位置。左图为放疗前,肿瘤直径为5厘米,就诊时患者存在持续血尿、疼痛等症状,由于年纪大,基础疾病较多,不适合手术,实施了单纯放疗;右图为放疗后1个月的图像,红圈内的肿瘤完全退缩,血尿、疼痛的症状也消失了。

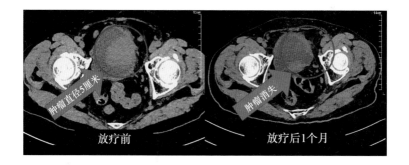

第 7 章

放疗应用四：让肿瘤无处遁形

在前面几章所介绍的内容中，肿瘤的位置及起源相对固定，比如肺癌指的是长在肺里面的恶性肿瘤，前列腺癌为起源于前列腺的恶性肿瘤，除此以外还有两种比较特殊的肿瘤，即淋巴瘤和骨转移瘤。由于淋巴结和骨组织遍布全身各处，这两种肿瘤同样也可能发生于全身各个部位。放射治疗为局部治疗方式，大家可能认为，这种情况下只能全身治疗，不适合放疗，其实这种认识是不正确的。不管是淋巴瘤还是骨转移瘤，放射治疗都发挥了非常重要的作用。对于有些特殊部位或者特殊病理类型的淋巴瘤，放射治疗可以达到根治的效果；对于骨转移瘤，放疗也可以起到止痛、提高患者生活质量的作用。放射治疗这把"无影之刀"，能让可恶的"肿瘤君"无处遁形。

恶性淋巴瘤

谈淋巴瘤前，我们先来认识一下人体的淋巴系统。淋巴系统遍布全身各处，由淋巴管、淋巴组织与淋巴器官（如胸腺、骨髓、脾、扁桃体等）构成，淋巴细胞是人体的健康卫士，发育成熟后迁徙到全身的淋巴结和淋巴组织内驻扎,抵抗外来细菌、病毒的入侵,清除机体内衰老坏死的细胞,是人体内重要的防御功能系统。淋巴细胞长年累月地战斗,在高强度的压力下发生恶变,成为淋巴瘤。淋巴结遍布全身各处,因此淋巴瘤同样可能发生于各个部位。

每年 9 月 15 日是世界淋巴瘤日,目前淋巴瘤是全球发病率增速最快的恶性肿瘤之一,平均每两分钟就有 1 名新发患者,每年死亡人数超过 20 万。在我国淋巴肿瘤每年新发患者大约 84 万人,并以每年 5‰ 的速度上升,而且年轻化趋势明显。著名主持人罗京、漫画家熊顿和演员李钰等的患病都是让我们心痛的例子。就让我带大家了解一下淋巴细胞这个健康卫士的恶变过程,以及放疗等治疗手段是如何与叛军淋巴瘤"战斗"的吧。

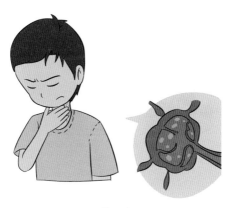

淋巴瘤

恶性淋巴瘤的发病原因

如前所述,淋巴细胞在人的一生中都在无休止地与外敌斗争,长期受到内外因素的刺激,就会导致其过度增殖。正常情况下,机体存在抑制其过度增长的机制。然而,当抑制功能出现障碍,淋巴细胞在异常刺激下就会出现无限制的增殖,最后导致淋巴瘤的发生。发病原因可能与以下几方面有关。

（1）病毒感染:人类只有两种病毒很明确地与淋巴瘤有关,即 EB 病毒和人类 T 细胞淋巴瘤/白血病病毒(HTLV-1)。

（2）免疫抑制状态:因器官移植或某些免疫性疾病,需要长期服药抑制免疫反应的患者,淋巴细胞正常的生理规律会被打乱,其淋巴瘤的发生率明显高于一般人群。此外,很多免疫功能缺损的患者,如先天性胸腺发育不良、艾滋病等的患者也易患淋巴瘤。

（3）细菌感染:胃幽门螺杆菌(HP)不但可导致慢性胃炎、胃癌,也可引起胃淋巴瘤的高发,最具代表性的是胃黏膜相关淋

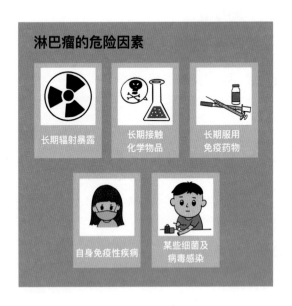

淋巴瘤的危险因素

长期辐射暴露　　长期接触化学物品　　长期服用免疫药物

自身免疫性疾病　　某些细菌及病毒感染

巴瘤（MALT）的发生。

（4）环境因素：辐射、长期接触含苯/氟等化学物质也会增加淋巴瘤的发生率。

恶性淋巴瘤的临床症状

淋巴瘤早期症状并不典型，随着肿块的不断增大，无痛性、进行性增大的局部肿块是淋巴瘤共同的临床表现，尤其是颈部、锁骨上区域、腋窝、腹股沟等淋巴结分布较丰富的部位更为明显。此外，淋巴瘤还会导致出现其他全身症状，包括不明原因发热、盗汗、短期内体重明显下降。如果出现上述症状，应尽早到医院就诊。

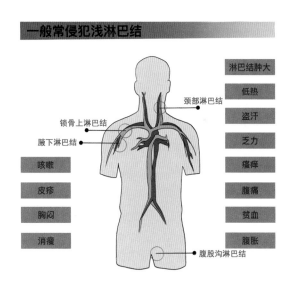

恶性淋巴瘤的检查方式

淋巴瘤的确诊,特别是对于初诊患者,最主要是依靠对病灶的组织病理学检查。通常根据病灶所处部位,采用手术、内镜或空芯针穿刺的方式,获得一块病变组织,由病理专家在显微镜下进行观察,最后明确是不是淋巴瘤,并对淋巴瘤进行分类,这是获得正确诊断的唯一途径。恶性淋巴瘤明确诊断后还需要对全身状况进行评估及分期,由于淋巴瘤常常病变范围比较广,PET‑CT能一次性显示全身的病灶,比常规CT能更加准确地判断肿瘤的范围,有条件者尽可能做PET‑CT检查,对于分期、判定治疗效果、判断预后都有很大的作用。

恶性淋巴瘤的放疗

淋巴瘤病理类型非常复杂,不同类型的淋巴瘤治疗策略及预后转归各不相同,惰性淋巴瘤生长发展慢,有时可以暂时不治疗,观察随访复查就行;而侵袭性淋巴瘤生长发展相对较快,通常需要立即开始治疗。因此,淋巴瘤的诊治需要通过多学科团队,结合患者的年龄、体力状况、淋巴瘤的病理类型、分期和预后因素评估等制订个体化的诊疗方案。

不同于其他肿瘤,对于淋巴瘤来说,手术大多不能根治,短期内通常会复发,手术适应证仅限于活组织检查或并发症处理。目前,淋巴瘤的治疗手段以化疗、放疗、靶向治疗、造血干细胞移植、免疫治疗为主。化疗是恶性淋巴瘤最常用的治疗方法,通常需要联合用药,多疗程维持治疗,可以结合靶向治疗和生物制剂,进一步提高疗效。造血干细胞移植是通过大剂量放化疗预处理,清除患者体内的肿瘤细胞,再将自体或异体造血干细胞移植给患者,使患者重建正常造血及免疫功能,但并非所有的恶性淋巴瘤均需要进行骨髓移植,一般用于对 60 岁以下且能耐受大剂量化疗的中高危患者。

放疗是常用的治疗恶性淋巴瘤的规范治疗手段,某些类型的淋巴瘤,如早期的结外黏膜相关淋巴瘤,通过放疗就可达到治愈的效果。某些特殊类型侵袭性非霍奇金淋巴瘤,如鼻腔 NK/T 细胞淋巴瘤,其临床症状为鼻塞、鼻衄等,易侵及同侧上颌窦、筛窦和鼻咽等,对传统化疗较不敏感,早期患者放疗是主要治疗手段,局部控制率可达 90％以上。放疗还可用于化疗后巩固治疗,淋巴瘤化疗后即使肿瘤完全消失也不等于没有复发风险,仍有部分患者会在化疗前的原发病灶部位复发,针对此类患者,需要对原发灶部位进行放疗,进一步减少局部区域复发的概率。还有部分淋巴瘤在足量化疗后仍有肿块残存,这是需要及时针对残存肿块放疗,尽最大可能减缓肿瘤的生长。此外,对于特殊部位的淋巴瘤,例如脊髓、眼睛、气管、心脏附近的肿瘤,放疗可以迅速控制病情,从而缓解局部病灶引起的压迫和疼痛等症状。

虽然淋巴瘤被定性为恶性肿瘤,但很多类型的淋巴瘤恶性程度低,进展缓慢,被归为惰性淋巴瘤,并且一部分类型的淋巴瘤经过系统规范的治疗可以被治愈,故而淋巴瘤被 WHO 定义为"可被治愈的肿瘤"。

放疗要在明确病理、分期、肿瘤部位和患者一般状况的基础上选择合适的放疗技术和剂量,这样才能够最大限度地杀灭肿瘤和最大限度地保护正常组织。由于淋巴瘤在全身各部位都有可能发生,其放疗的流程、不良反应及注意事项与同部位的其他肿瘤相似,例如:头颈部淋巴瘤的放疗流程及注意事项可参考鼻

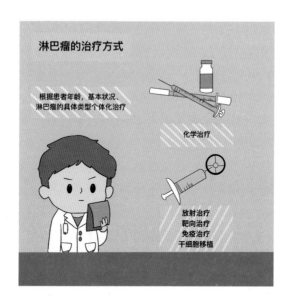

淋巴瘤的治疗方式

根据患者年龄、基本状况、
淋巴瘤的具体类型个体化治疗

化学治疗

放射治疗
靶向治疗
免疫治疗
干细胞移植

咽癌;纵隔淋巴瘤的放疗可参考肺癌或食管癌;盆腔部位放疗可参考直肠癌等。由于淋巴瘤患者本身就容易出现发热、贫血等全身反应,加之大部分淋巴瘤患者放疗前已接受过不同程度的化疗,因此除了相应部位的不良反应(头颈部出现口干、口腔溃疡、咽痛、味觉障碍,放射性皮炎等;胸部出现吞咽疼痛、咳嗽、气急、胸闷等;腹盆腔出现腹部不适、腹痛、腹泻、尿频尿急等)以外,还可能会出现各种各样不同程度的全身反应,如恶心呕吐、食欲不振、疲乏、发热、骨髓抑制等,放疗过程中应严密观察患者状况,如有不适及时就诊。放疗期间的饮食、衣着等注意事项可参考对应部位的肿瘤。

　　恶性淋巴瘤放疗只是综合治疗的一部分,放疗后还应该根据病情继续治疗,因此放疗结束一定要向主管医师咨询后续的治疗及随访事宜。

　　下图为一例 85 岁淋巴瘤患者单纯放疗前后的 CT 图像,红圈内为肿瘤所在位置。左图为放疗前,肿瘤直径为 12 厘米,就诊时因为肿块太大压迫局部血管,导致上肢明显肿胀,由于患者年纪大,基础疾病较多,不适合全身化疗,因此对局部肿块实施了单纯放疗;右图为放疗后 1 个月的图像,红圈内的肿瘤明显退缩,上肢肿胀明显缓解。

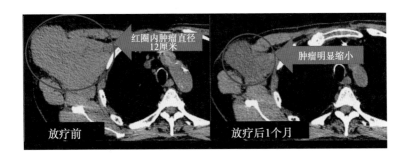

骨转移瘤

　　骨转移瘤,顾名思义,就是肿瘤细胞在人体的骨骼中"安家落户",继而引起骨质破坏。据文献报道,高达 80% 的肿瘤患者在疾病发展的不同时期会发生骨转移。骨骼对于人体的重要性就像钢筋对于高楼大厦,如果钢筋出了问题大楼会随时面临着倒塌的风险,我们的身体同样如此。大家存在这样的观念:一旦被确诊为骨转移,就属于肿瘤晚期,没有治疗的必要了。这种观念正确吗? 如果骨骼被癌细胞侵蚀怎么办? 据说放疗的作用很神奇? 下面我们就一起来揭开谜底。

肿瘤骨转移

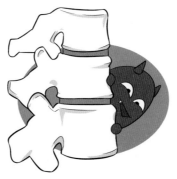

**肿瘤远处转移中，肿瘤细胞最喜欢
"跑"去的地方就是"骨头"**

骨转移瘤的发病原因

原发的恶性肿瘤，如肺癌、乳腺癌、前列腺癌，这些肿瘤原本与骨骼并无直接关系，它们是如何成为骨转移元凶的呢？其实肿瘤细胞在体内是十分不安分的，随着疾病的进展，部分肿瘤细胞会从原发病灶脱落，进入血液循环，由于骨组织富含大量的骨髓，血供营养充足，非常适合肿瘤细胞的生长，肿瘤细胞会沉降下来，在骨组织表面安家，即形成了骨转移，随着时间的延长，肿瘤细胞不断增殖，骨组织逐渐被肿瘤细胞蚕食破坏。

不同的恶性肿瘤，其发生骨转移的概率与特点也是不一样的。统计分析发现：乳腺癌、前列腺癌、甲状腺癌骨转移发生率最高，大概有 $60\%\sim75\%$；肺癌、肾癌、肝癌、恶性黑色素瘤发生率次之，大概有 $20\%\sim45\%$；消化道肿瘤，比如胃癌、结直肠癌和妇科肿瘤也可能发生骨转移，发生率一般在 10% 以内。

NO.1

乳腺癌、前列腺癌、甲状腺癌
发生率:60%~75%

NO.2

肺癌、肾癌、肝癌、恶性黑色素瘤
发生率:20%~45%

NO.3

胃癌、结直肠癌和女性宫颈癌
发生率:10%以内

骨转移瘤的临床症状

骨转移本身一般不直接威胁生命,但常常导致严重的骨疼痛和病理性骨折等并发症,严重影响生活质量。

其中,疼痛是恶性肿瘤骨转移引起的最常见症状,大多数骨转移瘤在一定时期内没有任何症状,同位素骨扫描可发现有病变的骨骼,随着病情的进展才逐渐出现疼痛。早期往往症状较轻,容易被忽视,但骨转移的疼痛有它自己的特点,主要是持续性、固定部位的疼痛,局部疼痛的程度从钝痛到难以忍受的剧痛不等,在夜间入睡期间反而更痛,活动和负重时更加明显,并且进行性加重,不予处理常难以缓解,如果有这些特点,应及时就诊。另外,被肿瘤侵蚀的骨组织硬度降低,轻微外伤甚至无任何诱因,就可能发生病理性骨折,是骨转移常见且严重的合并症,以四肢、骨盆、椎体等承重骨多见,特别是股骨。因脊柱骨转移造成的神经压迫是骨转移中一类比较特殊的临床表现,症状因邻近脊髓或神经根受压程度不同而不同，一般表现为区域性疼痛、麻木、无力、行走困难、大小便异常，严重时会造成瘫痪。肿瘤患者如果出现持续性的骨痛，不应仅仅认为是扭伤等常见病，而应到肿瘤专科进行骨转移相关检查，以免延误最佳治疗时机。

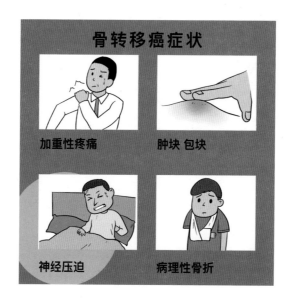

骨转移的检查方式

怀疑骨转移的患者需要根据病情选择相关的影像学检查，包括 X 射线检查、骨放射性核素扫描（ECT）、CT、MRI、PET-CT、实验室检查等。其中，最常见的是 ECT，临床中也称之为骨扫描，是近年来广泛应用于临床的检测肿瘤骨转移的方法。检查前，需要向人体注射放射性同位素，这种同位素会在骨破坏部位聚集，显示在图像上就会与正常部位具有明显差异。骨扫描一次显像可对全身骨骼进行评估,长期以来都是检测骨转移瘤的标准及首选方法。X 射线检查,就是我们平常所说的平片,可发现某些病理性骨折,为手术提供依据。若骨转移邻近脊髓时,MRI 能准确显示肿瘤侵犯部位、范围及周围软组织情况,评估脊髓受压程度。

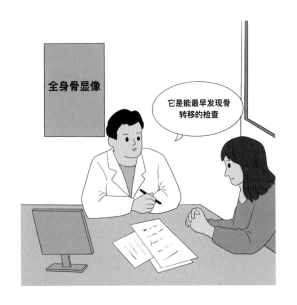

骨转移瘤的放疗

很多患者认为肿瘤发生了骨转移就离死亡不远了,没有治疗的必要了,然而事实并非如此。要正确地认识骨转移瘤,从疾病本身讲,即便确诊了骨转移瘤,目前针对原发肿瘤治疗方式也越来越多,继续治疗是非常必要的;另外,针对骨转移病灶的治疗方案,可根据具体的情况,综合运用药物、放疗、微创介入、手术等治疗手段,切实提高患者的生活质量,即便是脊髓受压瘫痪的患者,经过积极治疗,也有恢复行走能力的可能。下面来看一下骨转移瘤有哪些治疗方式。

与其他肿瘤不同,手术并不是骨转移患者首选的治疗方法,但在骨转移瘤的综合治疗中占有特殊的地位,特别是针对承重骨如脊柱、股骨、骨盆发生的病理性骨折和脊髓压迫有确切的疗效。药物治疗分为两大类:一类为抑制骨破坏、促进骨质钙化的药物,包括双膦酸盐和地舒单抗;另一类为止痛药,主要作用为缓解疼痛症状,止痛药需要根据医师的要求定时定量服用,痛时吃药、不痛不吃的按需服药方式是不对的。

放疗是骨转移瘤的重要治疗手段,对骨转移瘤的止痛效果非常明确,可使疼痛的缓解率达到80%~90%,能明显改善晚期肿瘤患者的生存质量。另外,放疗在减轻疼痛的同时,可杀灭肿瘤细胞,可明显减少病理性骨折、截瘫等与骨相关的不良事件发生。一般情况下,对于骨转移病灶部位数量较少的患者,若出现疼痛、脊髓或神经受压,或者发生病理性骨折的风险较高,均可进行放疗。如果全身多发骨转移,应以全身治疗为主,对于骨转移比较严重的部位可以加用放疗,以改善局部症状。对于以成骨性病变为主的全身多发骨转移,放射性核素治疗为一种有效的治疗方式,将药物注射入体内后,药物会浓聚在骨转移病灶部位,并产生射线对病灶进行照射,达到缓解疼痛、杀伤肿瘤细胞和提高生活质量的目的。国内常用的放射性药物包括^{89}Sr和^{153}Sm-EDTMP。

骨转移瘤的放疗流程同原发肿瘤类似,同样需要"七步走"。尤其需要注意的是,骨转移瘤的患者容易发生病理性骨折,所以放疗期间要注意安全,避免过度活动,起卧速度要慢,防止局部

漫话肿瘤放疗

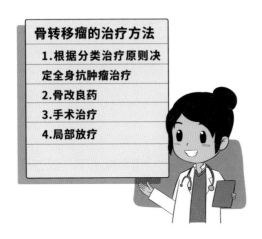

骨转移瘤的治疗方法

1. 根据分类治疗原则决定全身抗肿瘤治疗

2. 骨改良药

3. 手术治疗

4. 局部放疗

受力不均导致意外发生，疼痛部位动作要缓慢或者是采取制动。对于椎体转移瘤的患者，建议睡硬板床，根据部位加用颈托或者腰托，骨盆或下肢骨转移瘤的患者要尽量减少站立、下蹲的时间。

除了骨转移瘤本身所导致的症状外，放疗期间也会出现一定的不良反应。有些患者可能出现骨转移部位的疼痛加重，主要表现为酸胀感伴有疼痛，这是因受照射的局部组织充血、水肿、炎性组织积聚造成的，放疗结束后疼痛会逐步减轻直至消失。由于骨转移的部位多样化，可能会出现邻近正常组织的损伤，比如肋骨转移瘤治疗中可能出现照射部位皮肤损伤、颅骨转移瘤治疗可能脱发等。因为骨转移瘤的放疗剂量相对比较低，这些损伤出现的概率较小，即便出现，放疗结束后大都能恢复正常。一旦发生骨转移，说明肿瘤已经到了相对比较晚的分期，所以放疗后仍需要积极地进行原发肿瘤的治疗，仍然可以达到比较好的疗效，延长生存期。

附录
科普小视频

　　以下科普小视频均由华东医院放疗科一线专业医师录制完成,广大读者可以扫码观看。

1. 肿瘤放疗科室介绍
　　　　　　(主讲人:郑向鹏)

2. 肿瘤放疗常见问题科普
　　　　　　(主讲人:傅美娜)

3. 肺癌放疗科普
　　　　　　(主讲人:任艳萍)

4. 肿瘤立体定向放疗科普
　　　　　　(主讲人:郑向鹏)

5. 腹盆腔肿瘤放疗科普
　　　　　　(主讲人:吕博)

6. 肿瘤放疗营养与随访科普
　　　　　　(主讲人:焦玉新)